Dr. Helmut Oberritter
Abwechslungsreiche Diät bei Osteoporose

Dr. Helmut Oberritter

ABWECHSLUNGSREICHE DIÄT BEI
OSTEOPOROSE

STÄRKEN SIE IHRE KNOCHEN
DURCH KALZIUMREICHE ERNÄHRUNG

Unter Mitarbeit von
Prof. Dr. med. Wolfgang Simon
und in Zusammenarbeit mit dem Referat
Ernährungsberatung der DGE

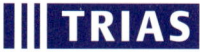

Die Deutsche Bibliothek – CIP-Einheitsaufnahme
Oberritter, Helmut:
Abwechslungsreiche Diät bei Osteoporose : stärken Sie Ihre Knochen durch kalziumreiche Ernährung ; 136 Seiten köstliche Rezepte ; Guten Appetit vom Frühstück bis zum Abendessen / Helmut Oberritter. Unter Mitarb. von Wolfgang Simon. - Stuttgart : TRIAS, 1998
(TRIAS abwechslungsreiche Diät)
ISBN 3-89373-461-9

Konzeption und Projektleitung: Werner Waldmann
Redaktion: Elisabeth Meyer zu Stieghorst, Ulrike Rathjen
Research: Heike Böckmann
Fooddesign: René Schulte
Ernährungswissenschaftliche Beratung: Dr. Eva Leschik-Bonnet
Rezepte: Archiv DGE
Korrektur: Andrew Leslie
Umschlaggestaltung: Cyclus · D+P Loenicker, Stuttgart
Produktion: WZ Media, Stuttgart
Druck: Westermann Druck, Zwickau
Fotos: Cover vorne: Peter Thul, Cover hinten: Ketchum; im Buch:
Ketchum (S. 126), Kikkoman (S. 92), Müller (S, 45, 74, 77, 160), G. M.
Wunsch (S. 125), WZ Media (60)

© 1998 Georg Thieme Verlag,
Steiermärker Straße 3–5,
D-70469 Stuttgart

ISBN 3–89373–461-9

Leserservice

Wenn Sie Fragen oder Anregungen
zu diesem Buch haben, schreiben Sie uns!
TRIAS Verlag
Postfach 30 11 07, D-70451 Stuttgart

● Süße Gerichte und Desserts 151

● Milchgetränke 165

Register 176

Zu diesem Buch

Osteoporose gehört zu den Krankheiten, die vor allem im Alter häufig auftreten. So sind unter den 50- bis 70jährigen über zehn Prozent von dieser Krankheit betroffen, bei den über 70jährigen sind es sogar 26 Prozent. Zwar leiden wesentlich mehr Frauen als Männer unter Osteoporose, doch sind mit zunehmendem Lebensalter vermehrt auch Männer von dieser Krankheit betroffen – unter den über 70jährigen ist jeder dritte bis vierte Osteoporose-Patient männlich.

Osteoporose ist eine Krankheit, bei der die Knochen allmählich poröser und damit brüchiger werden. Die Folge: Das Risiko für Knochenbrüche z. B. bei Stürzen steigt rapide an, was insbesondere mit zunehmendem Alter nicht gerade ungefährlich ist. Wenn es beispielsweise zu einem Bruch des Oberschenkelhalsknochens kommt, kann dies in manchen Fällen durchaus zur Invalidität führen. Während der Zeit der Bettlägerigkeit können Komplikationen eintreten, die den Heilungsprozeß erschweren und die Gesamtkonstitution schwächen können. Nicht zuletzt treten bei fortgeschrittener Osteoporose vermehrt chronische Schmerzen (insbesondere Rückenschmerzen) auf, die die Patienten sehr belasten und sie in ihrer Bewegungsfreiheit einschränken. Gründe genug, frühzeitig etwas gegen den Knochenschwund zu unternehmen. Doch auch bei fortgeschrittener Osteoporose lohnt es sich noch immer, etwas gegen die Krankheit zu tun.

Bei der Vorbeugung sowie bei der Behandlung des Knochenschwunds spielen vor allem Faktoren eine Rolle, die vom Patienten selbst beeinflußt werden können. So trägt beispielsweise Bewegung dazu bei, der Osteoporose vorzubeugen, aber auch der weitgehende Verzicht auf Zigaretten und alkoholische Getränke hilft, gegen den Knochenschwund anzugehen. Selbstverständlich ist auch eine ärztliche Behandlung unerläßlich.

Von besonderer Bedeutung für Osteoporose-Gefährdete und -Kranke ist jedoch die Ernährung. Mit Hilfe einer auf die Krankheit zugeschnittenen Kost kann ein weiterer Abbau von Knochenmasse verhindert und dem Knochenschwund vorgebeugt werden.

Auf die Ernährung bei Osteoporose zielt dieses Buch daher hauptsächlich ab. Im ersten Teil des Ratgebers erhalten Sie die notwendigen medizinischen Hintergrundinformationen zur Osteoporose und erfahren, warum die Ernährung eine so große Rolle bei der Vorbeugung und Behandlung der Krankheit spielt. Daran schließen sich allgemeine Tips zur Ernährung bei Knochenschwund an – unter anderem, welche

Lebensmittel empfehlenswert sind und welche Sie besser weglassen. Es folgt schließlich ein ausführlicher Rezeptteil, der Sie sicher davon überzeugen wird, daß Essen und Trinken auch bei Osteoporose nicht langweilig sein muß und daß auch der Genuß dabei nicht auf der Strecke bleibt. Eine knochengesunde Ernährung enthält viel Kalzium – bei der Auswahl der Rezepte wurde deshalb besonderes Augenmerk darauf gelegt, daß die Gerichte reich an diesem Mineralstoff sind.

Nicht zuletzt ist es bei Osteoporose wichtig, auf das Gewicht zu achten, denn Übergewicht belastet die Knochen zusätzlich und läßt die Gefahr von Knochenbrüchen ansteigen. Daher finden Sie unter den Gerichten jeweils die Kalzium-, Kalorien- und Jouleangaben, um Ihren Speiseplan so zusammenzustellen, daß Sie Ihr Gewicht halten oder sogar verringern. Sie erfahren auch etwas über die Zusammensetzung der Gerichte: wieviel Fett, Eiweiß und Kohlenhydrate die jeweilige Speise enthält.

Dr. Helmut Oberritter

Osteoporose und wie sie entsteht

Unsere Knochen sind weder vollkommen starr noch leblos, wie viele meinen – im Gegenteil: Genau wie andere Gewebe des Körpers unterliegt auch das gesamte Skelett ständigen Erneuerungsprozessen – dauernd wird Knochenmasse auf- und abgebaut. Das ist auch notwendig, denn die Knochen müssen sich den veränderten Kräften, die die Muskeln während eines langen Lebens auf sie ausüben, anpassen – wird ein Muskel kräftiger, muß auch der nächstliegende Knochen an Stärke gewinnen, um die Zugkräfte des Muskels aushalten zu können.

In der Jugend (bis etwa zum 35. Lebensjahr) wird mehr Knochensubstanz auf- als abgebaut. Danach ist es genau umgekehrt; langsam geht die Knochenmasse zurück, denn der Abbau verläuft schneller als die Neubildung der Knochen. Das ist in der Regel nicht problematisch, wenn sich der Abbau der Knochenmasse in einem gewissen Rahmen hält, wenn pro Jahr nicht mehr als ein Prozent der Knochenmasse verlorengeht. Verringert sich die Knochensubstanz jedoch in stärkerem Ausmaß, entsteht die Osteoporose. Diese Skeletterkrankung führt zu erhöhter Knochenbrüchigkeit – eine Folge des Knochenschwundes.

Die Knochen – das Gerüst des Körpers

Aufgaben der Knochen

Die Hauptaufgabe der Knochen ist offensichtlich – sie bilden das Gerüst des Körpers. Sie sind damit (gemeinsam mit den Muskeln, Bändern und Sehnen) für unsere Bewegungsfähigkeit zuständig; gleichzeitig schützen sie die inneren Organe. Eine weitere Aufgabe der Knochen ist die Speicherung des Mineralstoffs Kalzium – bis zu 1300 Gramm Kalzium sind in den Knochen enthalten.

Kalzium ist nicht nur notwendig, um die Knochen zu stabilisieren und zu festigen, es wird auch von anderen Zellen des Körpers (unter anderem von den Muskel- und den Nervenzellen) benötigt, damit diese ihre Aufgaben erfüllen können. Fehlt diesen Zellen Kalzium, weil eine zu geringe Menge des Mineralstoffs mit der Nahrung aufgenommen wurde, wird Kalzium aus den Knochen freigesetzt, um die anderen Zellen zu versorgen. Wenn das nur hin und wieder passiert, ist es unproblematisch; wird dem Körper jedoch über lange Zeit zuwenig Kalzium zugeführt, verlieren die Knochen ganz allmählich ihre Festigkeit. Sie werden brüchig und instabil.

Woraus die Knochen bestehen

Die Knochen des menschlichen Körpers bestehen vor allem aus Eiweiß- und Mineralstoffen. Die Mineralstoffe müssen dem Körper mit der Nahrung zugeführt werden. Der wichtigste Mineralstoff, eigentlich der Knochengrundbaustein, ist Kalzium. Kalzium verleiht den Knochen ihre Festigkeit und Stabilität. Doch auch die Mineralstoffe Magnesium und Phosphor (in der Nahrung meist als Phosphat enthalten) tragen ihren Teil zur Stabilität der Knochen bei. All diese Mineralstoffe müssen dem Körper daher in bestimmten Mengen mit der Nahrung zugeführt werden, damit die Festigkeit der Knochen erhalten bleibt. Zu den Knochen gelangen die Mineralstoffe über das Blut, das sie an die Knochenflüssigkeit weitergibt, die wiederum die Knochenzellen mit den Mineralstoffen versorgt. Diese Zellen bauen nun Kalzium und Co. in die Knochen ein.

Gleichgewicht zwischen Auf- und Abbauprozessen

Die Knochenzellen nennt man Osteozyten. Osteozyten wiederum entstehen aus anderen Zellen, den sogenannten Osteoblasten. Diese Zellen bauen unter anderem aus den eben erwähnten Mineralstoffen, darunter vor allem Kalzium, die Knochensubstanz auf. Dabei bildet sich auch um die Osteoblasten herum Knochensubstanz, so daß die Zellen nach wenigen Tagen umschlossen sind. Nun haben sie für den Knochenaufbau ausgedient. Sie sorgen jetzt als Osteozyten dafür, daß den Knochen ausreichend Kalzium zugeführt wird, wenn genug Kalzium mit der Nahrung aufgenommen wird – sie regulieren also praktisch den Knochenstoffwechsel.

Abgebaut wird Knochenmasse durch andere Zellen, die sogenannten Osteoklasten. Die Osteoklasten schaffen Platz für neue Knochensubstanz, indem sie das Kalzium und die anderen Knochenbestandteile „fressen". Gesteuert werden sie wiederum von den Osteoblasten, den Knochenaufbauzellen, die über bestimmte Stoffe den Osteoklasten signalisieren, daß sie tätig werden sollen. Die Arbeit der Osteoklasten ist z. B. während des Knochenwachstums unerläßlich. Aber auch bei der Reparatur eines Knochenbruchs spielen die Knochenabbauzellen eine Rolle, denn sie entfernen Knochensubstanz, so daß die Osteoblasten zum Knochenbruch gelangen und die Reparatur ausführen können.

Hormone – die „Befehlshaber" des Knochenaufbaus

Damit die Knochen Kalzium aus der Nahrung aufnehmen, um Knochensubstanz aufzubauen, aber auch Kalzium freisetzen, wenn die anderen Körperzellen danach verlangen, bedarf es eines ausgeklügelten Mechanismus, wie ihn wahrscheinlich nur die Natur sich „ausdenken" kann: Geregelt wird der Kalziumhaushalt und damit in gewisser Weise auch der Knochenauf- und abbau unter anderem durch drei Hormone – Vitamin-D-Hormon, Kalzitonin und Parathormon. Weitere Hormone (z.B. die Sexualhormone) sind daran beteiligt, daß Knochensubstanz gebildet und abgebaut wird.

Parathormon ist ein Hormon, das von den Nebenschilddrüsen (kleinen Drüsen an der Schilddrüse) ausgeschüttet wird, Kalzitonin wird von den sogenannten C-Zellen in der Schilddrüse produziert, Vitamin-D-Hormon stellt der Körper aus dem Vitamin D her. Vitamin D kann der Körper unter Einwirkung des Sonnenlichts selbst bilden; doch auch mit der Nahrung wird Vitamin D aufgenommen.

Das Vitamin-D-Hormon sorgt dafür, daß Kalzium aus der Nahrung über den Darm vom Körper aufgenommen wird und somit von den Knochen verwertet werden kann. Ohne Vitamin-D-Hormon kann das in der Nahrung enthaltene Kalzium nicht genutzt werden.

Sinkt die Konzentration von Kalzium im Blut, treten die Nebenschilddrüsen auf den Plan: Sie schütten Parathormon aus, das die Bildung von Vitamin-D-Hormon fördert und den Nieren den Befehl gibt, weniger Kalzium als sonst mit dem Urin auszuscheiden. Auf diese Weise steigert Parathormon die Aufnahme von Kalzium. Leider kann Parathormon auch gegenteilig wirken. Haben die Maßnahmen zur Steigerung der Kalziumaufnahme keinen nennenswerten Erfolg, aktiviert Parathormon die Knochenabbauzellen, die Osteoklasten. Diese bauen nun Knochensubstanz ab und setzen damit Kalzium frei.

Kalzitonin tritt hingegen auf den Plan, wenn im Blut zuviel Kalzium enthalten ist. Dabei kurbelt es die Ausscheidung von Kalzium über die Nieren an und hemmt die Tätigkeit der Knochenabbauzellen, der Osteoklasten, so daß diese kein weiteres Kalzium aus den Knochen freisetzen.

Sowohl Vitamin-D-Hormon als auch Parathormon sind dafür zuständig, daß Kalzium von den Knochen eingelagert wird. Gemeinsam mit Kalzitonin tragen sie zudem dazu bei, daß das Kalzium über das Blut zu den Knochen gelangt.

Die Schilddrüsenhormone und die Wachstumshormone, die vom Körper zeitlebens gebildet werden, regen die Tätigkeit der Knochenaufbauzellen, der Osteoblasten, an und stimulieren damit die Knochenbildung. Auch die Sexualhormone (bei der Frau: Östrogen und Gestagen; beim Mann: Testosteron) sorgen dafür, daß die Tätigkeit der Osteoblasten angeregt wird. Außerdem hemmt Östrogen die Aktivität der Osteoklasten, der Knochenabbauzellen, und stimuliert die Kalziumresorption im Darm.

Die vielen Ursachen der Osteoporose

Obwohl alle Menschen mit zunehmendem Alter Knochenmasse verlieren, ist nur ein gewisser Teil von Osteoporose betroffen – vor allem Frauen leiden unter Knochenschwund. Doch mit steigendem Lebensalter erkranken auch mehr und mehr Männer an Osteoporose.

Was die Wechseljahre mit der Knochengesundheit zu tun haben

Während die Fortpflanzungsorgane des Mannes bis zum Lebensende Sexualhormone herstellen, wird bei Frauen in den Wechseljahren die Produktion der Östrogene nach und nach eingestellt, weil die Eierstöcke allmählich ihre Funktion aufgeben. Nur eine geringe Menge an Östrogenen wird noch von den Nebennieren ausgeschüttet.

Die Sexualhormone haben eine knochenschützende Funktion. Sie sorgen unter anderem dafür, daß der Körper Kalzium in den Knochen einlagert. Wird die Östrogenproduktion langsam eingestellt, so wird den Knochen Kalzium entzogen. Die Folge: Der Blutspiegel an Kalzium erhöht sich. Dadurch wird das Hormon Kalzitonin auf den Plan gerufen, das die Ausscheidung von Kalzium über Darm und Nieren fördert. Das Kalzium aus den Knochen ist für den Körper damit unwiederbringlich verloren. Leider hat die erhöhte Blutkonzentration an Kalzium auch zur Folge, daß die Nebenschilddrüsen kein Parathormon mehr ausschütten, um die Kalziumaufnahme aus der Nahrung zu erhöhen. Den Nebenschilddrüsen wird durch die erhöhten Mengen an Kalzium im Blut im Gegenteil „vorgegaukelt", daß der Organismus keinen zusätzlichen Kalziumbedarf hat. Darunter leiden verständlicherweise die Knochen – sie werden spröder und brüchiger.

Außerdem nimmt die Tätigkeit der Knochenaufbauzellen ab, wenn ein Mangel an Sexualhormonen herrscht. Es wird daher wahrscheinlich noch weniger Knochensubstanz aufgebaut, als es mit zunehmendem Alter sowieso der Fall ist.

Frauen sind gegenüber Männern – was die Knochengesundheit anbelangt – also benachteiligt, denn ihr Körper reduziert die Produktion der Sexualhormone nach den Wechseljahren zwischen dem 50. und dem 60. Lebensjahr drastisch. Der Schutz, den die Östrogene und das Gestagen den Knochen geboten haben, entfällt.

Da jedoch längst nicht alle Frauen nach den Wechseljahren an Osteoporose erkranken, können die Sexualhormone nicht allein schuld an der Entstehung der Krankheit sein. Es müssen noch weitere Voraussetzungen vorliegen, damit es zum Knochenschwund kommt.

Je mehr Knochenmasse, desto besser

Ob ein Mensch an Knochenschwund erkrankt, ist unter anderem auch davon abhängig, wie groß seine Knochenmasse ist. Als Faustregel gilt hier: Je mehr Knochenmasse jemand besitzt, um so geringer ist das Risiko, von Osteoporose betroffen zu werden.

Die Knochen werden bis etwa zum 30.–35. Lebensjahr aufgebaut – die sogenannte Spitzenknochenmasse wird ebenfalls um das 30. Lebensjahr herum erreicht. Wie groß die Spitzenknochenmasse letztlich ist, hängt vom Lebensstil des einzelnen ab. Wer sich viel bewegt, sich kalziumreich ernährt und auf den Konsum von alkoholischen Getränken und Zigaretten weitgehend verzichtet, hat gute Aussichten, mehr Knochenmasse aufzubauen als jemand, der auf Bewegung verzichtet, wenig Kalzium mit der Nahrung aufnimmt und übermäßig viel Alkoholisches und Zigaretten konsumiert. Allerdings spielen auch die Erbanlagen beim Aufbau der Knochenmasse eine Rolle.

Männer sind gegenüber Frauen auch in bezug auf die Knochenmasse im Vorteil. Ihre Spitzenknochenmasse ist bis zu 50 Prozent größer als die der Frauen. Ein Grund mehr, warum weniger Männer als Frauen von Osteoporose betroffen sind.

Ursache: zuwenig Bewegung

Unsere Knochen brauchen Bewegung, damit sie kräftig und fest bleiben. Genau wie die Muskeln schlaffer werden, wenn man sich nur wenig bewegt, verlieren die Knochen mehr und mehr an Substanz, wenn sie nicht belastet werden. Bewegungsmangel zählt daher zu den Risikofaktoren für Osteoporose.

Osteoporose-Patienten wird ebenfalls empfohlen, sich zu bewegen, z. B. speziell auf die Krankheit abgestimmte Gymnastik zu treiben, um ihre Knochen noch so gesund wie möglich zu erhalten. Schonung ist daher für Osteoporose-Kranke fehl am Platz. Übertreiben dürfen sie die sportliche Betätigung allerdings auch nicht.

Bei weiblichen Leistungssportlerinnen kann sich die Bewegung jedoch auch negativ auswirken. Nicht selten leiden Leistungssportlerinnen in Ausdauersportarten (z. B. Marathon) unter Östrogenmangel. Der Mangel an diesen Sexualhormonen begünstigt den Knochenschwund.

Wenn die Nahrung wenig Kalzium enthält ...

Kalzium, der Mineralstoff, der Knochen festigt, spielt eine große Rolle für die Knochengesundheit. Kein Wunder, daß das Risiko für Osteoporose steigt, wenn zuwenig Kalzium mit der Nahrung aufgenommen wird – selbst herstellen kann unser Körper den Mineralstoff schließlich nicht.

Die Empfehlung für die Kalziumaufnahme liegt bei Kindern bis zum Alter von 14 Jahren zwischen 0,6 und 1 Gramm pro Tag und bei Jugendlichen und jungen Erwachsenen bei bis zu 1,2 Gramm. Ab dem 25. Lebensjahr werden 0,9 Gramm Kalzium täglich empfohlen, ab dem 65. Lebensjahr nur noch 0,8 Gramm. Menschen, die bereits an Osteoporose leiden, sollten 1–1,5 Gramm Kalzium aufnehmen.

Schwangere und stillende Mütter müssen ihrem Körper noch eine größere Menge Kalzium pro Tag zuführen – sie müssen ihr Kind ja mitversorgen. Für Schwangere und stillende Mütter liegt die Empfehlung bei 1,2–1,3 Gramm Kalzium pro Tag. Reich an Kalzium sind vor allem Milch und Milchprodukte wie Joghurt, Quark und Käse.

Um das Kalzium verwerten zu können, benötigt der Körper Vitamin D. Dieses Vitamin wird über die Nahrung zugeführt, aber auch in der Haut durch das UV-Licht gebildet.

Die Kalziumaufnahme wird erschwert, wenn die Nahrung reichlich Phosphor enthält. Phosphor bindet Kalzium, und damit steht es dem Körper nicht mehr zur Verfügung. Viele Lebensmittel enthalten leider mehr Phosphat als Kalzium (z. B. Wurst und Fleisch sowie Schmelzkäse), weshalb sie bei einem erhöhten Osteoporose-Risiko nur in geringen Mengen gegessen werden sollten.

Negativ auf die Kalziumaufnahme wirkt sich auch Oxalsäure aus, die in pflanzlichen Lebensmitteln (z. B. Rhabarber, Spinat, Mangold, Sauerampfer, Walnuß, Kakao) enthalten sein kann.

Weitere Faktoren, die Osteoporose begünstigen

Untergewicht, Rauchen und Alkoholkonsum können ebenfalls zur Entstehung von Osteoporose beitragen. Während Untergewichtige und Menschen, die größere Mengen Alkohol trinken, sich oft einseitig und nicht selten kalziumarm ernähren, senkt Rauchen bei Frauen den Östrogenspiegel. Der Abbau von Knochensubstanz kann auch durch Magnesiummangel gefördert werden. Magnesium kann über körpereigene Substanzen den Knochenstoffwechsel beeinflussen.

Koffein, das unter anderem in Kaffee und Colagetränken enthalten ist, scheint ebenfalls den Abbau der Knochensubstanz und damit Osteoporose zu begünstigen.

Bei Frauen scheint auch Kinderlosigkeit eine Rolle bei der Entstehung von Osteoporose zu spielen. Der Grund: Während der Schwangerschaft produziert der Körper mehr Östrogen, wodurch die Knochen gefestigt werden. Das ist auch später während der Stillzeit vorteilhaft: Stillende Mütter benötigen schließlich wesentlich mehr Kalzium – und selbst wenn sie nun aus irgendwelchen Gründen keine ausreichende Menge Kalzium zu sich nehmen, sind die Knochen so gestärkt, daß sie keinen größeren Schaden nehmen.

Wenn eine Krankheit Auslöser für die Osteoporose ist

Nicht selten sind andere Erkrankungen Schuld an der Entstehung von Osteoporose. Wenn eine Krankheit die Ursache für den Knochenschwund ist, spricht man im übrigen von einer sekundären Osteoporose, bei allen anderen Osteoporoseformen von primärer Osteoporose. Knochenschwund kann als Folge vieler Erkrankungen auftreten.

Krankheiten, die Osteoporose auslösen können

Hormonstörungen (z. B. Östrogen- oder Testosteronmangel)
Schilddrüsenüberfunktion
Krebserkrankungen
Entzündliche Gelenkerkrankungen
Andere Entzündungskrankheiten (auch die Einnahme von Kortison kann eine Rolle spielen)
Langjährige Zuckerkrankheit (Diabetes mellitus)
Vererbte Bindegewebserkrankungen

Wie macht sich Osteoporose bemerkbar?

Wenn mehr Knochensubstanz verlorengeht als mit zunehmendem Alter üblich, sind die Folgen noch nicht sofort festzustellen. Es dauert einige Zeit (oft Jahre), bis sich die ersten Anzeichen einstellen. Im ersten Stadium der Osteoporose macht sich die Krankheit oft nur durch Kreuzschmerzen bemerkbar, die auch nur dann auftreten, wenn der Rücken größeren Belastungen (z. B. dem Heben schwerer Lasten) ausgesetzt ist.

Das Voranschreiten der Krankheit

Wenn die Krankheit in einem fortgeschrittenen Stadium ist, werden die Schmerzen im Rücken allmählich chronisch, das heißt, es vergeht kaum ein Tag, an dem der Rücken keine Probleme bereitet. Der Grund: Die Wirbelkörper der Wirbelsäule sind meistens zuerst von Osteoporose betroffen, denn sie unterliegen besonderen Belastungen, da sie das gesamte Körpergewicht tragen müssen. Die Wirbelkörper werden schließlich so porös, daß sie einsacken. Die Muskulatur kann diesen Prozeß zwar zunächst noch ein wenig ausgleichen, das heißt die Wirbelsäule stabilisieren, doch bald schon ist das nicht mehr möglich – Wirbelkörperbrüche sind die Folge.

In diesem Stadium verändert sich auch die Körperhaltung: Der Rücken wird allmählich runder, der Bauch wird vorgewölbt, und ein Buckel (sogenannter Witwenbuckel) entsteht. Die Wirbelsäule wird zugleich verkürzt, so daß sich die Körpergröße verringert.

Im darauffolgenden Stadium sind Wirbelkörperbrüche die Regel – die Wirbelsäule ist stark gekrümmt, der Bauch ist noch weiter vorgestreckt, die Schultern zeigen nach vorn. Daß die Körpergröße noch weiter abnimmt, ist ebenfalls selbstverständlich. Die Schmerzen, die mit diesem Stadium einhergehen, werden von vielen Betroffenen als unerträglich beschrieben. Häufig kommt es nun bereits bei leichteren Belastungen (kleineren Stürzen usw.) zu Knochenbrüchen – besonders der Bruch des Oberschenkelhalsknochens kann in fortgeschrittenem Alter große Probleme bereiten.

Folgen der Osteoporose

Es sind natürlich zunächst einmal die Schmerzen, die eine immense Belastung für den Osteoporose-Betroffenen darstellen. Der Schmerz macht jede Bewegung zur Qual, so daß viele Betroffene eine Schonhaltung einnehmen oder sich sowenig wie möglich bewegen, um nur ja keine weiteren Schmerzen aushalten zu müssen. Das ist allerdings das Falscheste, was sie tun können, denn Bewegungsmangel führt dazu, daß Knochensubstanz in noch stärkerem Maße abgebaut wird – die Krankheit schreitet schneller voran.

Lebensgefährlich ist die Osteoporose zwar nicht, doch kann es in seltenen Fällen nach Knochenbrüchen (insbesondere nach dem Bruch des Oberschenkelhalsknochens) zu lebensbedrohenden Thrombosen oder Embolien kommen, die einer sofortigen Behandlung bedürfen.

Die ständige Angst vor Knochenbrüchen kann zudem dazu führen, daß die Betroffenen sich selbst Beschränkungen auferlegen, z. B. aus Angst vor Stürzen nicht mehr aus dem Haus gehen. Auch kann diese Angst zu seelischen Problemen führen – Depressionen oder behandlungsbedürftige Angstzustände können Folge der Osteoporose sein. Viele Betroffene fühlen sich zudem machtlos gegenüber der Krankheit. Nicht selten macht sich auch ein Gefühl der Nutzlosigkeit breit, insbesondere wenn die Patienten auf die Hilfe anderer angewiesen oder gar pflegebedürftig sind.

Hilfe bei Osteoporose

Leider gibt es bis heute kein Mittel, das die Osteoporose heilen könnte, doch es gibt durchaus Möglichkeiten, das Voranschreiten der Krankheit zu bremsen und die Schmerzen zu lindern. Daher ist es so wichtig, bei den geringsten Anzeichen für Knochenschwund den Arzt aufzusuchen und mit ihm gemeinsam einen Therapieplan aufzustellen.

Medikamente im Einsatz gegen den Knochenschwund

Neben Medikamenten, die gegen die Schmerzen eingesetzt werden, verschreiben die meisten Mediziner auch noch Präparate, um den weiteren Abbau von Knochensubstanz so gut wie möglich aufzuhalten. Meistens verordnet der Arzt ein Kalziumpräparat, damit dem Organismus ausreichend Kalzium zur Verfügung steht, das in die Knochen eingelagert werden kann. Auch wenn Kalziumpräparate zur medikamentösen Standardtherapie gehören – sie allein schaffen es nicht, die Osteoporose zu stoppen. Allerdings leisten sie einen wertvollen Beitrag bei der Bekämpfung des Knochenschwunds.

Auch Fluoride kommen während der Osteoporose-Therapie nicht selten zum Einsatz. Fluorid härtet und mineralisiert die Zähne, aber auch die Knochen und regt die Aktivität der Knochenaufbauzellen, der Osteoblasten, an.

Sexualhormone werden vor allem Frauen in und nach den Wechseljahren verschrieben, denn schließlich bieten sie einen gewissen Schutz vor Osteoporose, der wegfällt, wenn die Eierstöcke ihre Tätigkeit einstellen. Die Betroffenen müssen sich jedoch darauf einstellen, die Östrogene über einen langen Zeitraum (über viele Jahre) zu nehmen, damit der Schutz vor Knochenschwund auch bestehen bleibt. Insbesondere Frauen, die frühzeitig in die Wechseljahre kommen oder deren Eierstöcke operativ entfernt wurden, wird eine Behandlung mit Sexualhormonen empfohlen, denn sie sind besonders stark gefährdet, an Osteoporose zu erkranken. Eine Östrogenbehandlung darf jedoch nur nach vorhergehender frauenärztlicher Untersuchung erfolgen, denn bei einigen Erkrankungen (insbesondere bei Tumoren im Unterleib) dürfen Östrogene nicht in jedem Fall eingesetzt werden, da sie unter Umständen das Tumorwachstum fördern können.

Vitamin D wird ebenfalls häufig bei der Behandlung von Knochenschwund (meist in Kombination mit Kalzium, Fluorid und Sexualhormonen) eingesetzt. Vitamin D ist schließlich notwendig, damit der Körper das von außen zugeführte Kalzium aufnehmen und verarbeiten kann.

Auch die Hormone Kalzitonin und Parathormon werden manchmal zur Behandlung der Osteoporose verschrieben. Kalzitonin trägt dazu bei, den Knochenabbau zu bremsen, und lindert außerdem die oft starken Schmerzen. Kalzitonin wird jedoch bislang nur für einen relativ kurzen Zeitraum und vor allem nur zu Zeiten eingesetzt, in denen viel Knochensubstanz abgebaut wird. Parathormon hingegen wird in der ambulanten Therapie bislang nicht eingesetzt, sondern nur in einigen Fachkliniken verwendet. Das ist auch verständlich, denn Parathormon hat ja zwei Wirkungen: Einerseits trägt es dazu bei, die Kalziumaufnahme aus der Nahrung zu erhöhen, andererseits kann es auch Kalzium aus den Knochen lösen, wenn zuwenig Kalzium im Blut vorhanden ist. Daher wird Parathormon zur Zeit nur unter medizinischer Aufsicht verabreicht, um zu verhindern, daß es zu einem weiteren Abbau von Knochensubstanz durch dieses Hormon kommt.

Zwar werden sie noch nicht regelmäßig gegen Osteoporose verordnet, doch bei schweren Fällen von Knochenschwund kommen sie zum Einsatz: die sogenannten Bisphosphonate. Sie sorgen dafür, daß die Knochenmasse zunimmt und weniger Knochensubstanz abgebaut wird. Während der Einnahme müssen Blutkalziumspiegel und Nierenfunktion regelmäßig kontrolliert werden.

Wichtiger als alles andere: Eigeninitiative

Wer bereits unter Osteoporose leidet, kann selbst einiges dafür tun, daß die Krankheit nicht weiter voranschreitet. Das eigene Engagement ist die zweite Säule der Osteoporose-Therapie und genauso wichtig wie die medizinische Behandlung.

Einen Schwerpunkt der Osteoporose-Therapie bildet die Bewegung. Jeder Osteoporose-Patient sollte sich in Zusammenarbeit mit dem Arzt und einem Krankengymnasten ein Gymnastikprogramm zusammenstellen, das täglich ohne größere Vorbereitung durchgeführt werden kann. Ganz wichtig ist es, die Übungen nicht allein auszuwählen, sondern mit dem Arzt zu kooperieren, denn schließlich weiß er am besten, welche Bewegungen in welchem Stadium der Osteoporose sinnvoll und welche „Gift" für die Knochen sind. Auch absolute Bewegungsmuffel können sich im Interesse ihrer Gesundheit sicherlich dazu durchringen, täglich ihre Gymnastik auszuüben.

Für Osteoporose-Kranke ist es zudem unerläßlich, daß sie sich bestimmte Bewegungsabläufe für den Alltag aneignen, die den Rücken und damit auch die Wirbelkörper weniger belasten als andere Bewegungen. Ein Beispiel: Wer etwas aufheben möchte, braucht nicht unbedingt seinen Rücken krumm und die Arme lang zu machen, sondern er kann auch in die Hocke gehen, den Gegenstand aufheben und sich langsam wieder aus der Hocke in den Stand aufrichten. Genauso können alle Hausarbeiten (z. B. Staubsaugen) mit geradem Rücken ausgeführt werden; eventuell müssen die Arbeitsplatten erhöht werden. In einem Rückenschulkurs, wie er z. B. von den Krankenkassen angeboten wird, können Osteoporose-Patienten diese und ähnliche Bewegungsabläufe lernen.

Um die Knochen nicht noch zusätzlich zu belasten, ist es wichtig, daß Osteoporose-Kranke auch Wert auf eine gute Matratze legen. Schließlich verbringen wir einen großen Teil unseres Lebens schlafend im Bett – also bitte nicht an der Matratze sparen! Sie darf nicht zu weich sein und in der Mitte auch keine Kuhle aufweisen. Statt dessen muß sie den Rücken so abstützen, daß die Wirbelsäule beim Schlafen eine gerade Linie bildet, damit die Wirbelsäule gestreckt ist und die Wirbelkörper entlastet werden.

Beim Genuß alkoholischer Getränke müssen Osteoporose-Patienten sich ein wenig zurückhalten, denn Alkohol trägt zum Abbau von Knochensubstanz bei. Ein Glas Wein oder Bier können sich natürlich auch Osteoporose-Kranke ab und zu gönnen. Das gleiche gilt für Kaffee und Tee, die beide Koffein enthalten, das die Knochen ebenfalls schädigt. Das Rauchen sollten vor allem Osteoporose-Patientinnen allerdings unbedingt aufgeben, weil Nikotin den Östrogenspiegel senkt. Doch auch für Männer ist es besser, auf das Rauchen zu verzichten.

Eine ganz besondere Rolle bei der Vorbeugung und Behandlung von Osteoporose kommt der Ernährung zu – eine kalziumreiche, phosphatarme Kost kann einiges dazu beitragen, die Osteoporose am Voranschreiten zu hindern. Dazu mehr auf den folgenden Seiten.

Die ideale Ernährung bei Osteoporose

Schon seit langem ist unumstritten, daß die Ernährung ein nicht unwesentlicher Faktor bei der Vorbeugung und Behandlung von Knochenschwund ist. Schließlich muß einer der Grundbaustoffe der Knochen, das Kalzium, dem Organismus mit der Nahrung zugeführt werden. Die Mineralstoffe Magnesium und Phosphor, die die Knochen ebenfalls stabilisieren, und im gewissen Ausmaß auch das Spurenelement Fluorid tragen dazu bei, daß die Knochen nicht brüchig werden. Magnesium, Phosphor und Fluorid sind in den verschiedensten Lebensmitteln enthalten. Das fettlösliche Vitamin D, das vom Körper benötigt wird, um Kalzium aus der Nahrung überhaupt erst verwerten zu können, stammt zum Teil ebenfalls aus Nahrungsquellen, obwohl der Organismus es unter Sonneneinfluß selbst herstellen kann. Wer etwas für seine Knochengesundheit tun will, sorgt deshalb dafür, daß all die eben genannten Stoffe in ausreichender Menge auf seinem „Speiseplan" stehen – natürlich „verpackt" in schmackhaften Gerichten!

Kalziumreiche Kost – leicht gemacht

Bei einer Kost, die auf die Bedürfnisse von Osteoporose-Betroffenen zugeschnitten ist, brauchen Sie auf (fast) nichts zu verzichten, was Ihnen gut schmeckt. Essen Sie nur von manchen Lebensmitteln (z.B. Wurst und Fleisch) etwas weniger. Es gibt viele leckere Speisen, die für Osteoporose-Patienten besonders gut geeignet sind, weil sie z.B. viel Kalzium enthalten.

Vielleicht fürchten Sie momentan, daß es für Sie schwierig sein wird, die Lebensmittel, die Sie ohne Reue in größeren Mengen zu sich nehmen dürfen, von den Speisen zu unterscheiden, die nur selten auf den Tisch kommen sollten. Doch diese Furcht ist unbegründet: Es ist nicht notwendig, daß Sie den Kalziumgehalt der verschiedenen Lebensmittel auswendig lernen; es genügt, sich ein paar grundlegende Dinge einzuprägen. Dann werden Sie rasch zum Experten für die richtige Ernährung zur Vorbeugung bzw. Behandlung von Osteoporose.

Kalzium – das A und O bei Osteoporose

Kalzium, der Stoff, aus dem die Knochen zu einem Großteil bestehen, ist in vielen Lebensmitteln enthalten. Besonders reich an Kalzium sind

Tips, um mehr Kalzium aufzunehmen

- Täglich $1/_2$ l fettarme Milch, Buttermilch, Dickmilch oder Kefir trinken
- 2 Scheiben (ca. 50–60 g) fettarmen Käse pro Tag essen
- Zum Frühstück oder als Zwischenmahlzeit öfter mal ein Joghurt oder einen Quark essen
- Häufiger etwas Milch oder Milchpulver zur Herstellung von Saucen, Suppen oder Cremes verwenden
- Salate mit einem milchhaltigen Dressing (z. B. aus Buttermilch) servieren
- Mit Käse überbackene Aufläufe zubereiten
- Viel Gemüse und Obst essen, vor allem kalzium- und Vitamin-C-reiche Lebensmittel wie Brokkoli oder Apfelsinen
- Mit frischen Kräutern (z. B. Kresse, Petersilie, Kerbel) würzen
- Wurst weitgehend durch Käse ersetzen
- Höchstens zwei- bis dreimal in der Woche Fleisch essen; Fleisch sollte stets Beilage und nicht Hauptbestandteil der Mahlzeit sein
- Gebäck, Suppen, Saucen, Cremes oder Kartoffelpüree durch Zusatz von Magermilchpulver anreichern (10 g Magermilchpulver enthalten 130 mg Kalzium)
- Vollkornprodukte Weißmehlprodukten vorziehen
- Eventuell Kalziumpräparate aus der Apotheke einnehmen
- Auf oxalsäurereiche Lebensmittel (z. B. Rhabarber, Spinat) weitgehend verzichten
- Nur mäßig Bohnenkaffee und nur wenig schwarzen Tee trinken
- Kalziumreiche Mineralwässer oder auch mit Kalzium angereicherte Fruchtsäfte trinken

Milch und Milchprodukte. Beispielsweise kann man mit 100 Gramm Emmentaler Käse bereits die von der DGE empfohlene Kalziumzufuhr (ca. 0,8–1 Gramm) eines Erwachsenen decken. Wer 0,8 Liter fettarme Milch täglich zu sich nimmt, hat ebenfalls genug für seine Knochengesundheit getan. Doch vielleicht sind Ihnen 0,8 Liter Milch am Tag zuviel? Das wäre nicht ungewöhnlich. Außerdem enthält Milch eine

Menge Kalorien. Planen Sie dennoch $^1/_2$ Liter fettarme Milch am Tag in Ihren Speiseplan ein. Außerdem stehen Ihnen noch andere Lebensmittel zur Verfügung, die ebenfalls kalziumreich sind.

Zu diesen Lebensmitteln gehören z. B. bestimmte Gemüsesorten wie Brokkoli, Grünkohl oder grüne Bohnen. Auch Vollkornbrot enthält noch reichlich Kalzium, und viele Fruchtsäfte sind heute zusätzlich mit Kalzium angereichert.

Sie können die Kalziumzufuhr ebenfalls ganz leicht erhöhen, indem Sie beim Kauf von Mineralwasser auf einen möglichst hohen Kalziumgehalt achten. Abgekürzt wird Kalzium auf dem Mineralwasseretikett mit „Ca". Ein günstiges Wasser sollte mehr als 15 Milligramm Kalzium je 100 Milliliter enthalten.

Die besten Kalziumlieferanten sind und bleiben Milch und Milchprodukte. Deshalb ist es vor allem für Vegetarier, die keine Milch und Milchprodukte zu sich nehmen, schwierig, den Kalziumbedarf zu decken. Notfalls sollten sie deshalb ein Kalziumpräparat aus der Apotheke einnehmen, um genug Kalzium aufzunehmen. Das gleiche gilt für alle anderen, die Probleme mit ihrer Kalziumversorgung haben – für Osteoporose-Kranke ist eine ausreichende Kalziumzufuhr sogar Pflicht!

Zu den Lebensmitteln, die nur wenig Kalzium enthalten, gehören alle Fleisch- und Wurstsorten. Fleisch und Wurst haben jedoch noch einen weiteren Nachteil für Osteoporose-Patienten: Sie enthalten meist mehr Phosphat als Kalzium, und das ist ungünstig! Wichtig ist auch, sich Vitamin-C-reich zu ernähren, da Vitamin C die Kalziumaufnahme aus dem Darm fördert.

Phosphatreiche Lebensmittel meiden!

Phosphor, das in der Nahrung in Form von Phosphat vorkommt, ist zwar einerseits – genau wie Kalzium – Bestandteil der Knochen, andererseits behindert ein Überschuß von Phosphat in der Nahrung die Aufnahme und Einlagerung von Kalzium. Die Folge: Die Knochen können weniger Kalzium speichern und verlieren ihre Stabilität. Ideal wäre es, wenn Kalzium und Phosphat in etwa der gleichen Menge mit der Nahrung aufgenommen würden – dadurch würde gewährleistet, daß sowohl genug Kalzium als auch eine ausreichende Menge Phosphat in den Knochen eingelagert wird. Doch wir nehmen mit den Speisen, die in den westlichen Industrienationen vorrangig auf den Tisch kommen, meist wesentlich mehr Phosphat als Kalzium zu uns – nicht selten ist doppelt soviel Phosphat in der Nahrung enthalten wie Kalzium. Warum das so ist? Ganz einfach: Wir essen viel zuviel Wurst und Fleisch, aber zuwenig Milch und Milchprodukte.

Lebensmittel und ihr Kalziumgehalt

Lebensmittel (100 Gramm)	Kalziumgehalt (Milligramm)
Emmentaler	1020
Gouda	820
Edamer	678
Petersilie	245
Kresse	214
Grünkohl	212
Spinat	126
Milch, 1,5 % F.	120
Joghurt	120
Brokkoli	105
Quark, mager	92
Apfelsinen	42
Vollkornbrot	43
Rotbarsch	22
Geflügelfleisch	12
Schweinefleisch	10

Lebensmittel und ihr Phosphatgehalt

Lebensmittel (100 Gramm)	Phosphatgehalt (Milligramm)
Emmentaler	636
Gouda	443
Edamer	403
Rotbarsch	201
Geflügelfleisch	200
Vollkornbrot	198
Schweinefleisch	172
Quark, mager	160
Petersilie	128
Joghurt	92
Milch	91
Grünkohl	87
Brokkoli	82
Spinat	55
Kresse	38
Apfelsinen	23

Und wie sieht das Verhältnis von Kalzium und Phosphat in Obst und Gemüse aus? Ganz einfach: Die Kalzium-Phosphat-Bilanz ist hier nahezu ausgeglichen, so daß Sie soviel Obst und Gemüse essen dürfen, wie Sie möchten, ohne einen Überschuß an Phosphat befürchten zu müssen.

Und noch ein Tip: Achten Sie bei der Inhaltsangabe auf den Verpackungen auf die Bezeichnungen E 338, 339, 340, 341, 450, 451 und 452 – hinter all diesen Abkürzungen verbergen sich nämlich Phosphate!

Achtung – Kalziumdiebe!

Bestimmte Stoffe, die in Lebensmitteln enthalten sind, behindern die Aufnahme von Kalzium aus der Nahrung. Zu diesen Stoffen gehört die sogenannte Oxalsäure, die vor allem in pflanzlichen Lebensmitteln vorkommt. Deshalb empfiehlt es sich, Speisen, die viel Oxalsäure enthalten, nur mit Vorsicht zu genießen, selbst wenn sie zugleich sehr kalziumreich sind. Zu den Lebensmitteln, die reich an Oxalsäure sind, gehören unter anderem Spinat, rote Bete, Rhabarber und Schokolade.

Ballaststoffe – pflanzliche Nahrungsbestandteile, die nahezu unverdaulich sind – tragen dazu bei, daß mehr Kalzium über den Darm ausgeschieden wird. Genau denselben Effekt hat die sogenannte Phytinsäure. Das heißt aber nicht, daß von Osteoporose Betroffene auf ballaststoffreiche Kost verzichten sollten. Ballaststoffe besitzen nämlich eine Reihe von Vorteilen: Sie kurbeln die Verdauung an, verhindern, daß Schadstoffe aus der Nahrung zu lange auf die Darmwände einwirken können, und sie haben einen starken Sättigungseffekt. Außerdem enthalten die meisten ballaststoffreichen Lebensmittel auch Kalzium. Ballaststoffreich sind Vollkornerzeugnisse, Haferflocken und viele Obst- und Gemüsesorten.

Steigern Sie die Vitamin-D-Aufnahme!

Selbst wenn Sie noch so eine große Menge Kalzium mit der Nahrung aufnehmen – fehlt Vitamin D, so kann das Kalzium vom Darm nicht in das Blut gelangen. Daher ist es für Osteoporose-Kranke wichtig, darauf zu achten, daß der Körper genug Vitamin D herstellen kann. Unter Einstrahlung von Sonnenlicht produziert der Organismus dieses Vitamin. Nur leider ist die „Sonnenlichtausbeute" in unseren Breiten im Winter recht dürftig; hinzu kommt, daß viele ältere Menschen, die unter Osteoporose leiden, nicht in der Lage oder zu ängstlich sind, um längere Spaziergänge im Freien zu unternehmen. Deshalb ist es sinnvoll, dem Körper Vitamin D mit der Nahrung zuzuführen.

Vitamin D kommt glücklicherweise genau wie Kalzium vor allem in Milch und Milchprodukten vor, doch auch Fische wie Lachs, Aal, Sardinen, Hering und Thunfisch enthalten jede Menge Vitamin D. Es ist also sicherlich kein Problem, den Vitamin-D-Bedarf zu decken, zumal Erwachsene täglich nur fünf Mikrogramm Vitamin D aufnehmen müssen. Vitamin-D-Präparate bitte nur dann einnehmen, wenn der Arzt sie verordnet! Denn bei der Vitamin-D-Zufuhr gilt nicht: Viel hilft viel – im Gegenteil. Zuviel Vitamin D kann schädlich für den Organismus sein. Fünf Mikrogramm pro Tag sind ausreichend.

Magnesium – wichtig für eine knochengesunde Ernährung

Magnesium ist – wie Kalzium und Phosphor – ein Mineralstoff, der von den Knochen benötigt wird, damit sie richtig schön stabil bleiben. Deshalb ist es für Osteoporose-Betroffene wichtig, darauf zu achten, daß ihre Nahrung genug Magnesium enthält. Die empfohlene Menge an Magnesium für Erwachsene liegt bei 300–350 Milligramm täglich.

Reich an Magnesium sind unter anderem Milch und Milchprodukte, Bananen, Hirse, Naturreis, Hülsenfrüchte, verschiedene Kohlsorten, Sonnenblumenkerne und Sesam.

Was tun, wenn Milchprodukte nicht vertragen werden?

Nicht alle Menschen vertragen Milch und Milchprodukte, bei manchen liegt eine Unverträglichkeit gegen den in der Milch enthaltenen Milchzucker vor (sogenannte Laktose-Intoleranz). Wer Milch „pur" nicht verträgt, kann seinen Kalziumbedarf dennoch problemlos decken, wenn er Sauermilchprodukte (Kefir, Joghurt usw.) oder Hartkäsesorten zu sich nimmt, denn diese enthalten kaum noch Milchzucker.

Einige Menschen leiden hingegen unter einer Allergie gegen bestimmte Inhaltsstoffe der Kuhmilch. Auch für sie gibt es Ausweichmöglichkeiten: Produkte wie Schafs- und Ziegenkäse werden (im Gegensatz zu Käse, der aus Kuhmilch hergestellt wurde) meistens gut vertragen.

Strenge Vegetarier, die weder Milch trinken noch Milchprodukte zu sich nehmen, müssen verstärkt darauf achten, möglichst viele kalziumreiche Gemüse- und Obstsorten zu verzehren und kalziumreiches Mineralwasser oder mit Kalzium angereicherte Fruchtsäfte zu trinken. Dennoch kann der Tagesbedarf dadurch nicht immer gedeckt werden. Die Einnahme von Kalziumpräparaten ist deshalb nicht selten notwendig.

In der Tabelle auf der folgenden Seite finden Sie eine Checkliste von Milch und Milchprodukten, die nach ihrem Kalziumgehalt aufgelistet sind. Wenn Sie verschiedene dieser Milchprodukte nicht vertragen, können Sie durch Ankreuzen Ihre persönliche Versorgungslage ermitteln.

Checkliste Milchprodukte

Ich vertrage/ kann essen	500 mg Kalzium sind enthalten in	Diese Menge enthält an Energie
❑ Hartkäse (45 % F. i. Tr.)	50 g	208 kcal/870 kJ
❑ Schnittkäse (45 % F. i. Tr.)	58 g	216 kcal/904 kJ
❑ Weichkäse (45 % F. i. Tr.)	88 g	264 kcal/1105 kJ
❑ Schafskäse (40 % F. i. Tr.)	100 g	268 kcal/1122 kJ
❑ Ziegenkäse (40 % F. i. Tr.)	110 g	285 kcal/1193 kJ
❑ Milch (1,5 % F.)	416 g	205 kcal/858 kJ
❑ Joghurt (3,5 % F.)	416 g	306 kcal/1281 kJ
❑ Dickmilch	425 g	290 kcal/1214 kJ
❑ Kefir	425 g	294 kcal/1231 kJ
❑ Buttermilch	454 g	165 kcal/691 kJ
❑ saure Sahne (30 % F.)	500 g	1064 kcal/4454 kJ
❑ Frischkäse (20 % F.)	520 g	955 kcal/3998 kJ
❑ Quark (20 % F.)	560 g	630 kcal/2637 kJ
❑ süße Sahne (30 % F.)	625 g	1938 kcal/8112 kJ
❑ Crème frâiche	688 g	2615 kcal/10 946 kJ

Vorsicht vor zuviel Fett!

Osteoporose-Patienten sollten auf ihr Gewicht achten, da jedes überflüssige Kilo die Knochen zusätzlich belastet. Es ist vor allem das Fett in der Nahrung, das zur Gewichtszunahme führt – und die meisten von uns nehmen zuviel Fett mit der Nahrung zu sich. Das kommt daher, daß Fette Träger von Geschmacks- und Aromastoffen sind – ein stark fetthaltiges Lebensmittel ist also wohlschmeckender als das gleiche fettarme Lebensmittel. Das gilt insbesondere für Essen, in dem Fett „unsichtbar" enthalten ist, z. B. fette Wurst- und Käsesorten, Nüsse, Kuchen, Soßen oder fritierte Speisen. Die Deutsche Gesellschaft für Ernährung (DGE) empfiehlt, maximal 60–80 Gramm Fett pro Tag aufzunehmen – es sind jedoch im Durchschnitt 80–100 Gramm Fett, die jeder von uns seinem Körper täglich zuführt.

Warum führt zuviel Fett denn nun nahezu zwangsläufig zur Gewichtszunahme? Ganz einfach: Ein Gramm Fett enthält mit rund neun Kilokalorien (28 Kilojoule) etwa doppelt so viele Kalorien bzw. Joule wie ein Gramm Kohlenhydrate oder Eiweiß – neben dem Fett die zwei weiteren Hauptbestandteile der Nahrung. Außerdem kann Fett von den Fettzellen des Körpers (unserem Fettspeicher für „schlechte" Zeiten) nahezu unverändert eingelagert werden, während z. B. Kohlenhydrate in einem längeren Prozeß vom Körper erst umgewandelt werden müssen, damit die Fettzellen sie speichern können.

Viele Milchprodukte, die bei Osteoporose jeden Tag auf dem Speiseplan stehen sollten, sind oft sehr fettreich. Das beste Beispiel ist die Vollmilch mit ihren 3,5 Prozent Fett – sie ist kein Durstlöscher, sondern ein Nahrungsmittel. Wer zusätzlich zu seiner normalen Nahrung täglich einen halben Liter Milch trinkt (0,5 Liter = 320 Kilokalorien), kann davon ausgehen, daß er zunehmen wird.

Doch es gibt eine Lösung, wie Sie es schaffen, eine ausreichende Menge Kalzium über Milch und Milchprodukte aufzunehmen und gleichzeitig Ihren Körper nicht mit zuviel Fett zu belasten: Greifen Sie auf fettarme Milchprodukte zurück!

Milch ist beispielsweise nicht nur in der „Vollfettvariante" zu haben, es gibt auch fettreduzierte Milch (0,3–1,5 Prozent Fett), die nicht schlechter schmeckt als Vollmilch. Bei Joghurt und Quark sieht es genauso aus; statt Sahne können Sie z. B. Kaffeesahne verwenden, statt Schmand oder Crème fraîche saure Sahne. Achten Sie auch bei den

Gesund und fettarm kochen

● **Frisches auf den Tisch!**
Versuchen Sie viele Lebensmittel so naturbelassen wie nur möglich zu verzehren. Dünsten Sie Gemüse z. B. nur leicht an, essen Sie viel Rohkost und frische Salate.

● **Fettarm kochen**
Verwenden Sie zum Kochen und Braten Töpfe und Pfannen mit einer Antihaftbeschichtung, dann brauchen Sie kaum Öl zum Braten oder Dünsten.

● **Öle tierischen Fetten vorziehen**
Verwenden Sie statt Schmalz oder Butter beim Kochen pflanzliche Öle, die reich an ungesättigten Fettsäuren sind, z. B. Oliven-, Raps-, Sonnenblumenöl.

● **Backen oder Grillen statt Braten**
Bereiten Sie Fleisch oder Fisch häufiger im Backofen zu. Sie benötigen dazu kaum Fett. Sie können den Fisch oder das Fleisch natürlich auch grillen.

Käsesorten auf den Fettgehalt in der Trockenmasse (F. i. Tr.) – wählen Sie Käse, der nicht mehr als 45 % F. i. Tr. enthält.

Wenn Sie diese wenigen Regeln beherzigen, werden Sie ausreichend Kalzium aufnehmen, ohne sich zu fettreich zu ernähren. Doch seien Sie sparsam im Verbrauch an Speisefetten (Ölen, Butter, Schmalz) und achten Sie auch auf Fette in anderen Lebensmitteln (z. B. in Fleisch und Wurst, Torten, Süßigkeiten).

Der beste Weg, um abzunehmen: eine ausgewogene Ernährung

Es fällt Osteoporose-Kranken (genau wie vielen anderen Menschen auch) leider nicht immer leicht, ihr Gewicht zu halten bzw. es zu reduzieren, damit die Knochen nicht so schwer tragen müssen. Eine ausgewogene Ernährung kann nicht nur bei der Gewichtsabnahme helfen; wer sich ausgewogen ernährt, hat meistens auch keine Probleme, alle Mineralstoffe, Spurenelemente und Vitamine in ausreichender Menge zu sich zu nehmen.

Fette sind in vielen Lebensmitteln enthalten – sogar Obst (z. B. Avocados, Nüsse) und Gemüse (Keimlinge) enthalten etwas Fett. Die fettreichsten Lebensmittel sind jedoch Öle, Butter, Margarine und Schmalz. Besonders fettreich sind weiterhin viele tierische Lebensmittel, z. B. Wurst, Gans, Ente, Eisbein, viele Käsesorten und Eier. Auf vielen Etiketten ist mittlerweile der Fettgehalt des jeweiligen Lebensmittels verzeichnet.

Eiweiß ist sowohl in tierischen als auch in pflanzlichen Produkten zu finden als notwendiger Baustein für die Körperzellen; jedoch nehmen wir alle viel zuviel – vor allem tierisches – Eiweiß mit der Nahrung auf. Tierische Lebensmittel enthalten in der Regel zwar mehr Eiweiß als pflanzliche, dafür aber auch oft viel Fett, wie beispielsweise Fleisch und Wurstwaren.

Da pflanzliches Eiweiß das tierische sehr gut ergänzt, sollten Sie Ihren Verzehr von Lebensmitteln mit tierischem Eiweiß einschränken (ausgenommen natürlich Milch und Milchprodukte, die ein „Muß" sind) und mit guten pflanzlichen Eiweißlieferanten wie Hülsenfrüchten oder Getreide kombinieren.

Wenn Sie hören, daß Kohlenhydrate, die den Hauptbestandteil der Nahrung bilden sollen, vorwiegend in pflanzlichen Lebensmitteln vorkommen, wird Ihnen schon klar, daß sich eine ausgewogene Ernährung zum Großteil aus pflanzlicher Kost (Gemüse, Obst, Getreide) zusammensetzt. Kohlenhydratreiche Lebensmittel wie Reis, Haferflocken, Nudeln oder Kartoffeln machen – im Gegensatz zur landläufigen Meinung – nicht dick.

Das Wichtigste auf einen Blick

● **Die Milch macht's**
Trinken Sie täglich $1/_2$ l fettarme Milch (Buttermilch, Dickmilch, Kefir, Joghurt) und essen Sie 50–60 g fettarmen Käse (ca. 2 Scheiben). Sie nehmen damit bereits ca. 1000 mg Kalzium zu sich und decken so bereits 75 % der für Osteoporose-Kranke empfohlenen Kalziummenge.

● **Obst und Gemüse frisch auf den Tisch**
Essen Sie jeden Tag Gemüse, Salate und Obst der Saison. Achten Sie auf kalzium- und Vitamin-C-reiche Produkte wie Grünkohl oder Brokkoli. Vitamin C fördert die Kalziumaufnahme aus dem Darm.

● **Fisch für die Vitamin-D-Zufuhr**
Seefisch können Sie ruhig häufiger als bisher zu sich nehmen, zumal viele Fischsorten reich an Vitamin D sind.

● **Kartoffeln, Nudeln, Reis und Co.**
Essen Sie nicht täglich Fleisch und Wurst. Ersetzen Sie Fleisch öfter einmal durch eine leckere Hauptmahlzeit aus Kartoffeln, Nudeln, Reis, Getreideprodukten und Gemüse.

● **Wenig oxalsäurereiche Lebensmittel**
Essen Sie wenig oxalsäurereiche Lebensmittel (wie Rhabarber und Spinat), da dadurch die Kalziumaufnahme behindert wird. Auch der Genuß von reichlich schwarzem Tee ist in dieser Beziehung ungünstig.

● **Wasser ist der beste Durstlöscher!**
Trinken Sie mindestens 1,5 l pro Tag – am besten kalziumreiches Mineralwasser – und verzichten Sie weitgehend auf alkoholische Getränke. Alkohol hemmt die Vitamin-D-Aktivität und trägt dazu bei, daß Kalzium vermindert aus dem Darm resorbiert wird. Trinken Sie auch nur mäßig Bohnenkaffee. Mehr als 4 Tassen täglich steigern die Kalziumausscheidung über die Nieren.

● **Abnehmen, aber mit Vernunft!**
Wenn Sie an Gewicht verlieren wollen, greifen Sie auf eine gesunde, energiearme Mischkost zurück, und steigern Sie Ihren Kalorienverbrauch durch Bewegung.

Sparsam salzen

Salz bindet Wasser in den Zellen und trägt damit (zumindest in geringerem Maß) zu einem höheren Gewicht und damit zu einer zusätzlichen Belastung für die Knochen bei. Ein zu hoher Salzkonsum kann unter anderem die Nieren belasten und bei entsprechender Veranlagung Bluthochdruck hervorrufen. Fünf bis sechs Gramm Kochsalz pro Tag reichen vollkommen aus, um den Natrium- und den Chloridbedarf des Organismus zu decken. Genau wie Zucker ist auch Salz in zahlreichen Lebensmitteln – insbesondere in Fertigprodukten – in überreichlicher Menge enthalten. Besser ist es daher, stets frische Produkte zum Kochen zu verwenden, so daß Sie selbst die Salzmenge, die an das jeweilige Gericht kommen soll, bestimmen können.

So könnte Ihr täglicher Speiseplan aussehen

Brot, Getreide, Beilagen

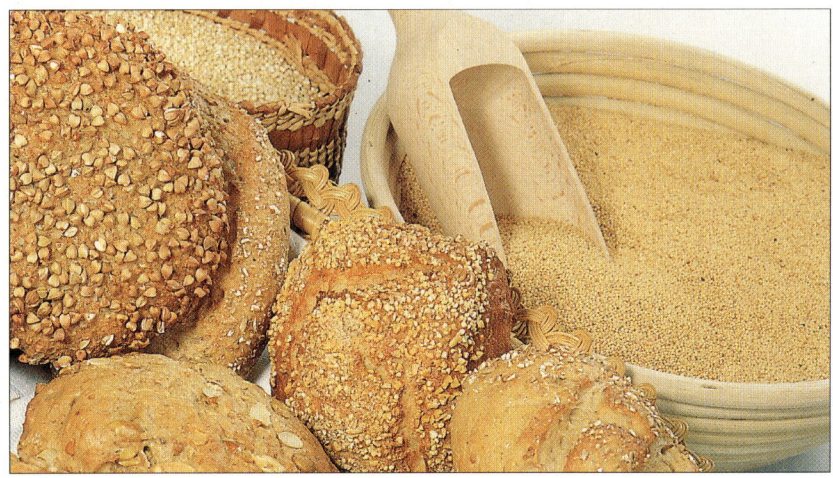

Verzehrsempfehlungen:

Täglich:

- 5–7 Scheiben Brot (ca. 250–350 g) oder ersatzweise eine entsprechende Menge Getreide, z. B. Haferflocken
- entweder 1 Portion Kartoffeln (250–350 g) oder
- 1 Portion Naturreis (ca. 75–90 g) oder
- 1 Portion Hülsenfrüchte (ca. 50 g) oder
- 1 Portion Teigwaren (ca. 75–90 g; jeweiliges Rohgewicht)

Auch bei Osteoporose sind ballaststoffreiche Lebensmittel günstiger. Zwar binden die im Vollkorn in größeren Mengen vorhandenen Ballaststoffe Mineralstoffe wie Kalzium. Gleichzeitig aber liefern Vollkornprodukte von vornherein viel mehr Mineralstoffe und Vitamine als Weißmehlprodukte, so daß die Kalziumbilanz im Vergleich zu den Weißmehlprodukten ausgeglichen ist.

Gemüse, Salate

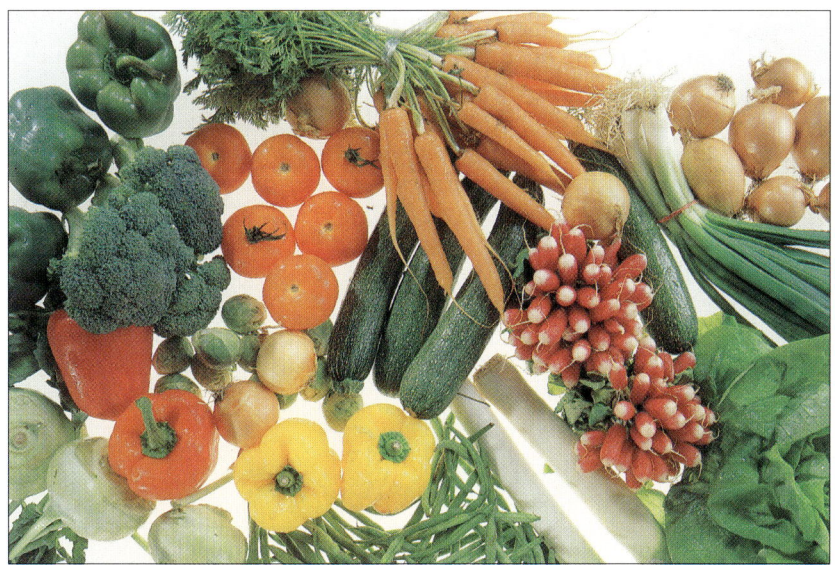

Verzehrsempfehlungen:

> **Täglich:**
> ● Mindestens 1 Portion Gemüse (ca. 375 g), und
>   davon 175 g roh (Rohkost, Salat); dabei kalzium-
>   reiche Sorten wie Fenchel, Grünkohl, Brokkoli
>   und Lauch bevorzugen

Gemüse und Salate sind – von einigen Ausnahmen abgesehen – relativ kalorienarm, aber reich an Vitaminen, Mineral- und Ballaststoffen. Allerdings ist für den weitgehenden Erhalt dieser Stoffe die richtige Zubereitung entscheidend:

● Achten Sie beim Einkauf auf Frische und Qualität. Kaufen Sie möglichst Obst und Gemüse der Saison.
● Waschen Sie das Gemüse möglichst als Ganzes und nur kurz, aber gründlich unter fließendem Wasser.
● Dünsten Sie das Gemüse in wenig Wasser nicht zu lange und erst kurz vor dem Verzehr.
● Vermeiden Sie das Warmhalten des Gemüses.
● Verwenden Sie reichlich frische Kräuter.

Obst

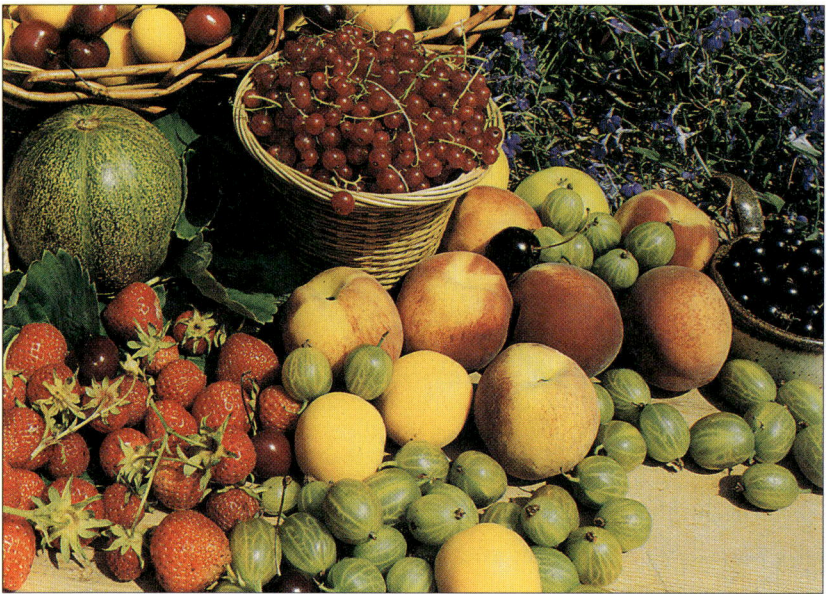

Verzehrsempfehlungen:

Täglich:
- mindestens 2 Stück oder 2 Portionen Obst
  (insgesamt 250–300 g)
  Achtung: Nicht jedes Obst ist kalorienarm!

In einer ausgewogenen Ernährung darf die tägliche Obstration nicht fehlen – bevorzugen Sie dabei kalzium- und Vitamin-C-reiches Obst wie Brombeeren, Johannisbeeren und Himbeeren. Obst ist darüber hinaus ein unentbehrlicher Vitaminspender und eignet sich besonders gut als Zwischenmahlzeit.

Getränke

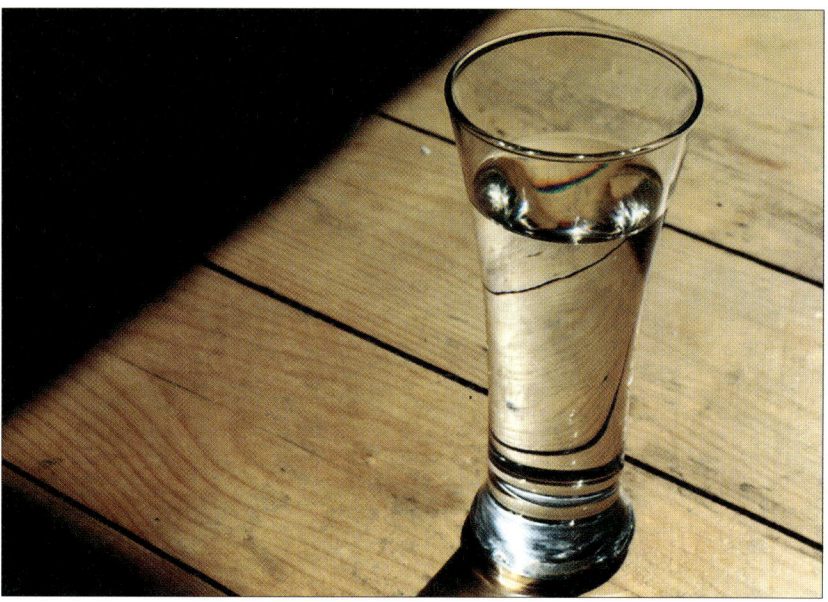

Verzehrsempfehlungen:

Täglich:
- mindestens 1,5 l Flüssigkeit; davon 1 l Mineralwasser, das pro Liter enthalten sollte:
- mehr als 150 mg Kalzium
- möglichst über 100 mg Magnesium
- möglichst unter 50 mg Natrium
- zusätzlich: Früchte- und Kräutertees

- Mit Kalzium angereicherter Fruchtsaft in Maßen, besser mit Wasser
  verdünnt (als Schorle)
- Nicht mehr als 4 Tassen Kaffee oder schwarzer Tee
- Alkoholische Getränke selten und in Maßen

Milch und Milchprodukte

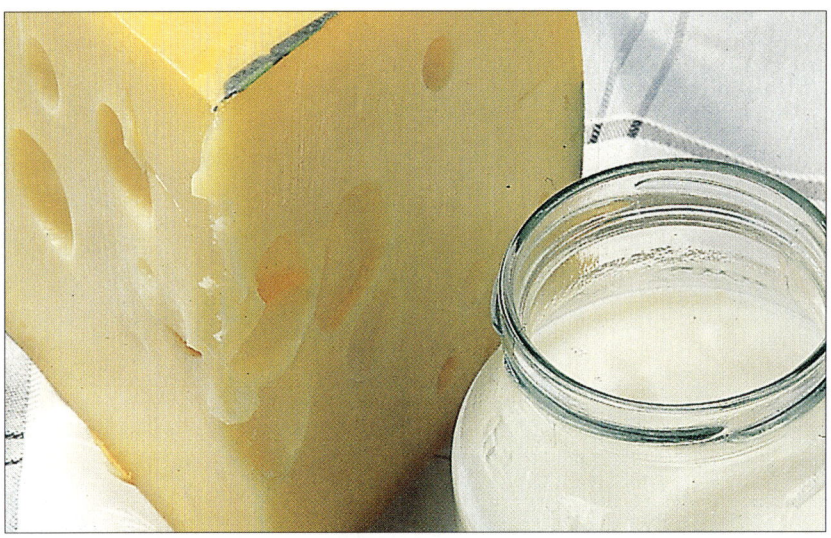

Verzehrsempfehlungen:

> **Täglich:**
> - 2 Scheiben fettarmen Hart-, Schnitt- oder Weich-
>   käse (ca. 60 g), außerdem
> - $^1/_2$ l fettarme Milch, Buttermilch oder Joghurt

Milch und Milchprodukte gehören täglich auf den Tisch. Damit das aber auf die Dauer nicht langweilig wird, sollten Sie die Vielfalt aller Milchprodukte ausschöpfen.

- Verwenden Sie Käse nicht nur als Brotbelag, sondern auch zum Überbacken, z. B. in Kartoffel- oder Gemüsegratins oder Aufläufen.
- Parmesankäse kann man über viele Gerichte streuen. Versuchen Sie es einmal bei einer Gemüsesuppe.
- Käse und Milch lassen sich gut kombinieren. Bestes Beispiel: Käsepfannkuchen oder Kartoffelgratin mit Käse.
- Schmelzkäse sollte völlig vom Speiseplan gestrichen werden, also statt Scheibletten Schnittkäse verzehren und statt Schmelzkäse in Soßen Frischkäse verwenden.

Fleisch, Wurst, Fisch, Eier

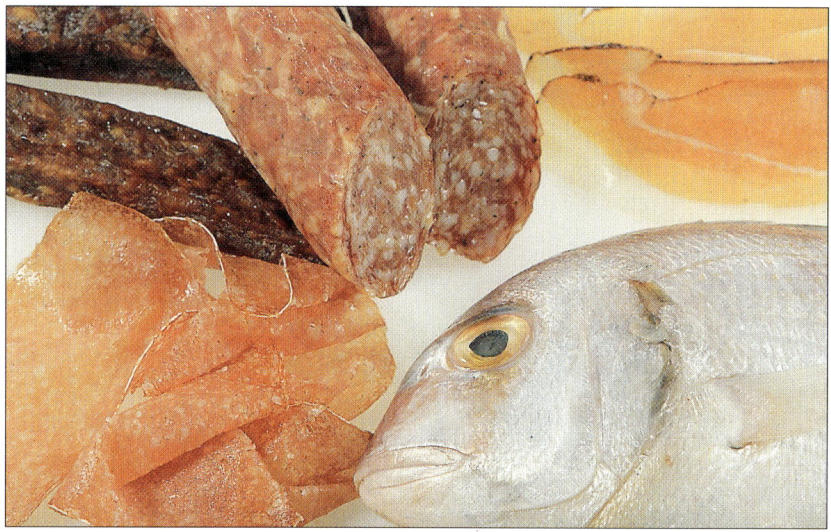

Verzehrsempfehlungen:

> **Pro Woche:**
> - Höchstens 2- bis 3mal mageres Fleisch (maximal 150 g pro Portion) und 2- bis 3mal maximal 50 g Wurst
> - 1–2 Portionen Seefisch (ca. 150 g)
> - Bis zu 3 Eier pro Woche

Meist ist es am schwierigsten, den Verzehr von Fleisch und Wurst einzuschränken. Damit diese Umstellung klappt und auch schmeckt, müssen Sie neue Gerichte ausprobieren.

- Strecken Sie kleine Fleischportionen mit viel Gemüse. So erhalten Sie den Fleischgeschmack, nehmen aber viel mehr Kalzium zu sich.
- Wenn Sie Fisch nicht besonders mögen: Gemüse oder auch Frischkäse mildern den Fischgeschmack.
- Essen Sie ruhig zweimal am Tag warm. Meist nehmen Sie dadurch nicht mehr Kalorien zu sich als bei einer reichhaltigen kalten Speise. Toasts, unterschiedlich gefülltes Gemüse oder Suppen sorgen für Abwechslung im Speiseplan.

Fette

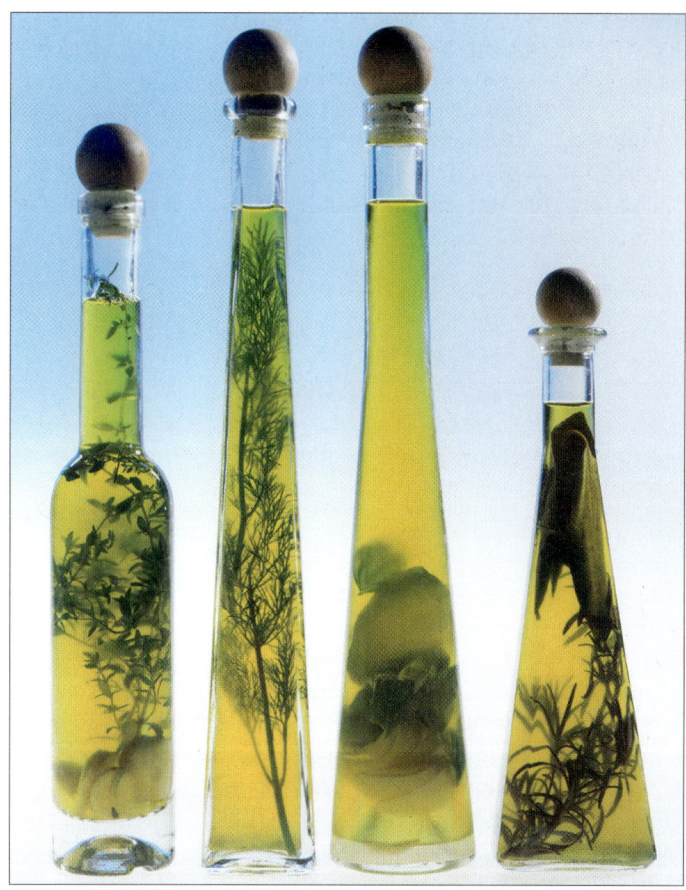

Verzehrsempfehlungen:

Täglich:
- höchstens 40 g Streich- oder Kochfett, z. B. 2 Eßlöffel Butter oder Margarine und 1 Eßlöffel hochwertiges Pflanzenöl

Viele von uns essen zuviel Fett. Osteoporose-Patienten sollten jedoch auf ihr Gewicht achten, da jedes überflüssige Kilo die Knochen zusätzlich belastet. Die Deutsche Gesellschaft für Ernährung (DGE) empfiehlt, 1 Gramm Fett pro Kilogramm Körpergewicht und Tag aufzunehmen

(d. h., 60–80 Gramm sind ausreichend) – es sind jedoch im Durchschnitt 80–100 Gramm Fett, die jeder von uns seinem Körper täglich zuführt. Von der Tages-Gesamtfettmenge entfallen dabei 50 Prozent auf Koch- und Streichfett und 50 Prozent auf fetthaltige Lebensmittel (Fleisch, Wurst, Milch, Käse, Eier, Gebäck, Kuchen usw.).

● Verwenden Sie zum Zubereiten der Speisen nur wenig Fett.
● Bevorzugen Sie Zubereitungsarten wie Dünsten, Grillen, Garen in der Folie, im Tontopf, in beschichteten Pfannen oder im Mikrowellengerät.

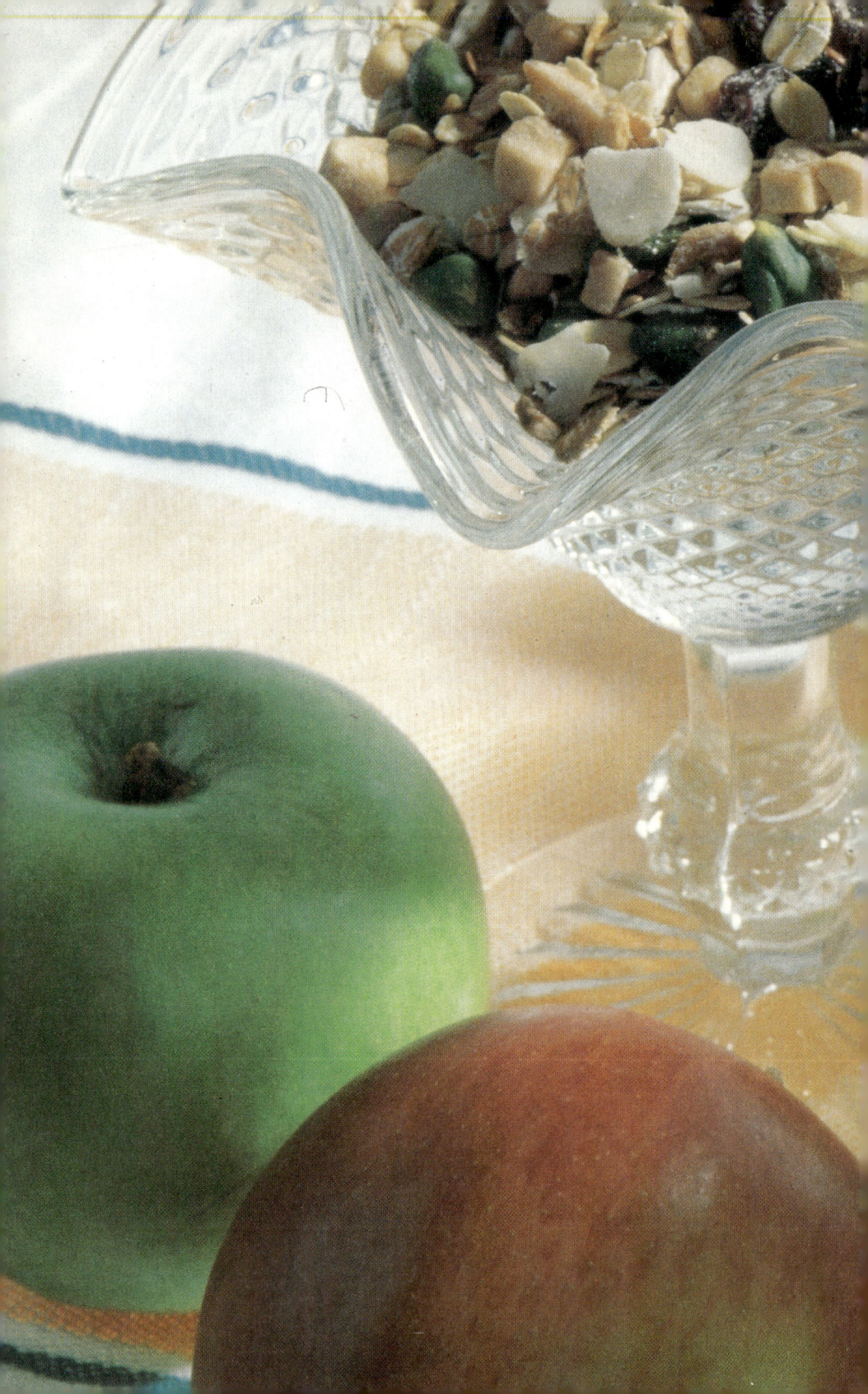

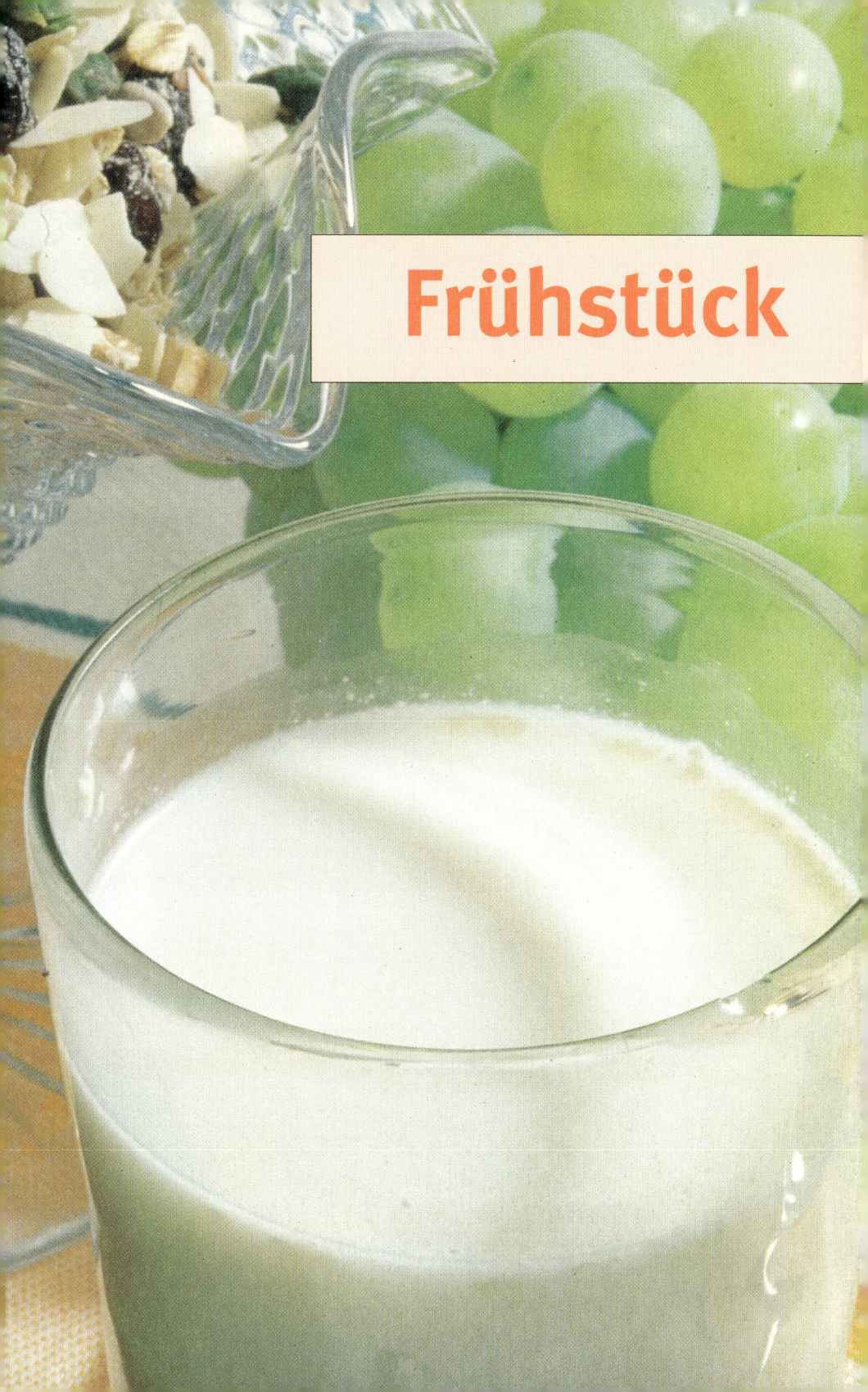

Frühstück

Camembertbrot

1 Portion:

1 Scheibe	*Mischbrot (50 g)*
1 TL	*Butter oder Margarine (5 g)*
30 g	*Camembert, 30 % F. i. Tr.*
1	*Orange (120 g)*

Camembertbrot ▶

Tip

Runden Sie Ihr Frühstück mit einem halben
Becher Kefir oder Joghurt mit Leinsamen ab.

Pro Portion: 265 kcal, 1120 kJ, 11 g EW, 9 g F, 34 g KH, 241 mg Ca

Vollkorntoast mit Hüttenkäse

1 Portion:

2 Scheiben	*Vollkorntoastbrot (50 g)*
2 TL	*Butter oder Margarine (10 g)*
100 g	*Hüttenkäse*
2	*Mandarinen (120 g)*

Pro Portion: 335 kcal, 1420 kJ, 19 g EW, 13 g F, 37 g KH, 163 mg Ca

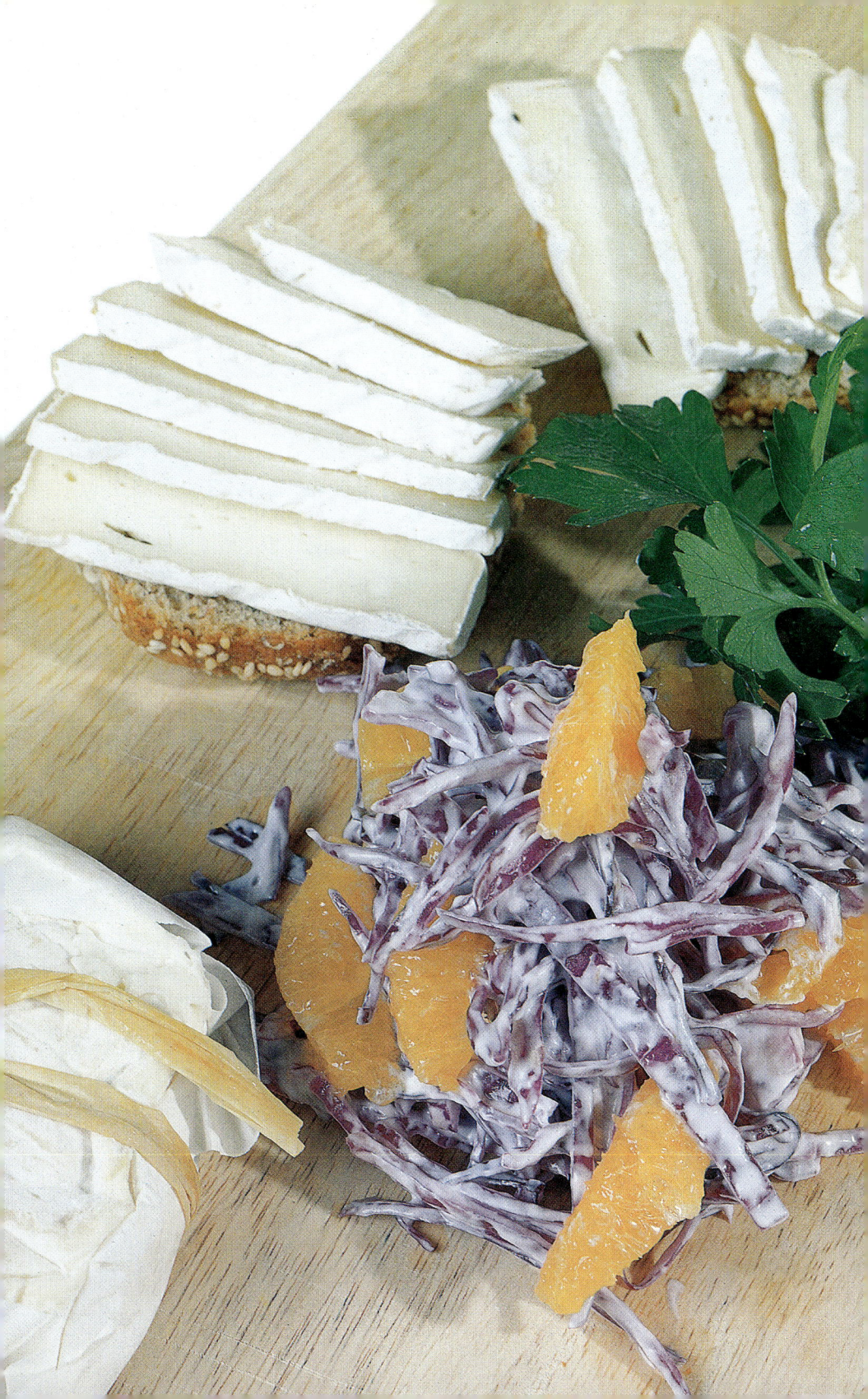

Vollwert-Frühstück

1 Portion:

1	*Roggenvollkornbrötchen (50 g)*
1 dicke Scheibe	*Vollkornknäckebrot (15 g)*
100 g	*Speisequark, 20 % F. i. Tr.*
1 kleine	*Tomate (50 g)*
1 EL	*Radieschensprossen (5 g)*
1 EL	*Kresse (5 g)*
1/2	*vollreifer Pfirsich (75 g, entsteint)*
1 TL	*Weizensprossen (3 g)*
1 Becher	*Kefir (150 g), 1,5 % F.*
2 EL	*grob gehackte Sprossenmischung (10 g)*

● Das Brötchen halbieren und mit jeweils 1/3 der Quarkmenge bestreichen. Den restlichen Quark auf das Knäckebrot streichen.

● Auf eine Brötchenhälfte die in Scheiben geschnittene Tomate legen und die Radieschensprossen darüberstreuen. Auf die andere Hälfte die Kresse verteilen.

● Die Pfirsichhälfte in Spalten schneiden und das Knäckebrot damit belegen. Dann die Weizensprossen darauf streuen.

● Zum Schluß den Kefir mit den gehackten Sprossen verquirlen und zu Brötchen und Knäckebrot servieren.

Pro Portion: 400 kcal, 1680 kJ, 23 g EW, 11 g F, 52 g KH, 327 mg Ca

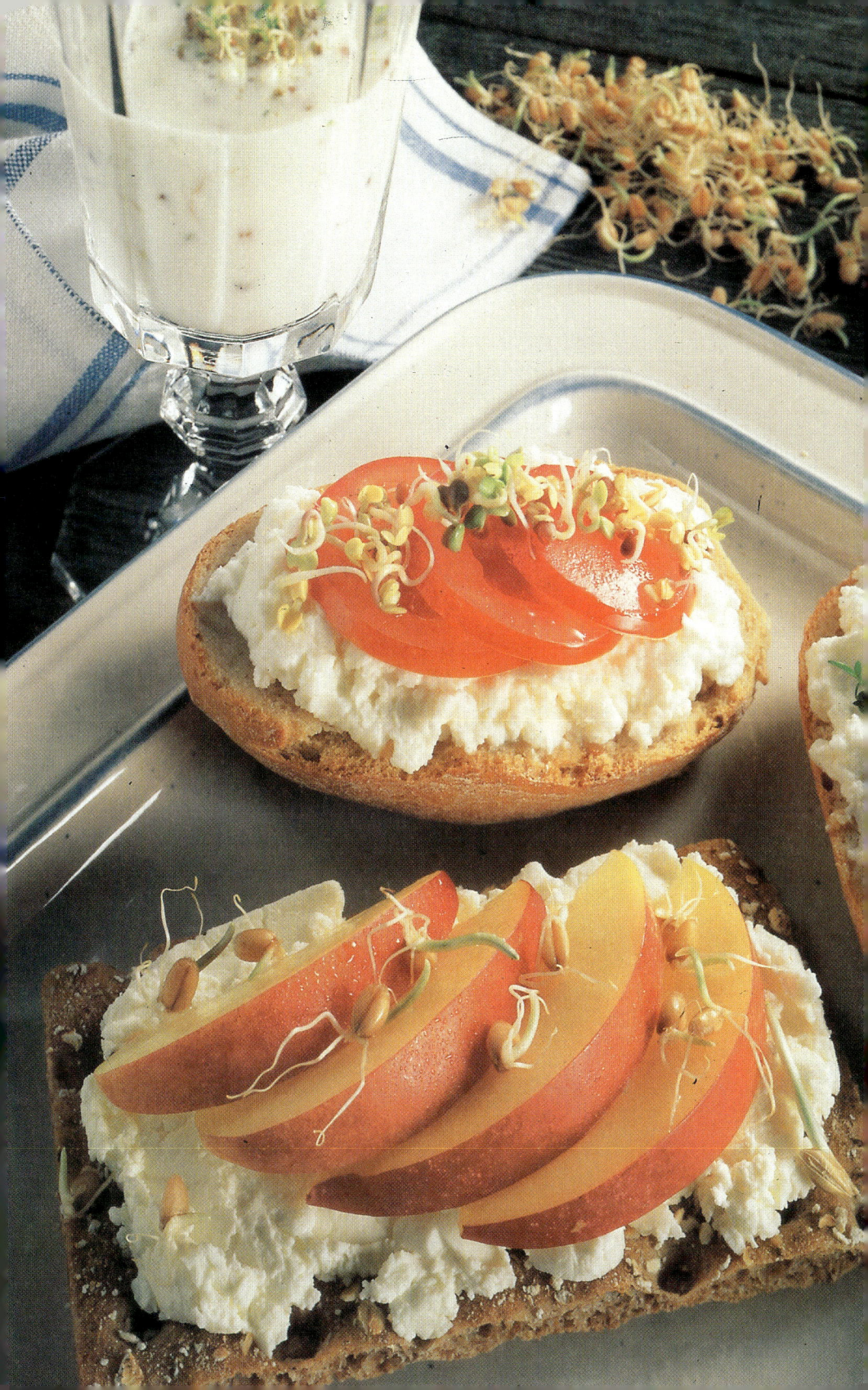

Weizenschrotmüsli

1 Portion:

35–40 g	*Weizen oder Dinkel, frisch geschrotet*
100 ml	*frisches Wasser*
1 EL	*Rosinen (10 g)*
¹/₂	*Becher Joghurt (75 g), 1,5 % F.*
1 EL	*geschlagene Sahne (10 g)*
1	*kleingeschnittener Apfel (80 g)*
	frisches Obst (je nach Saison)
2 EL	*geriebene Nüsse (20 g)*
1 EL	*Sonnenblumenkerne (10 g)*
1 TL	*Honig (5 g)*

● Den Weizen oder Dinkel am Vorabend schroten und mit Wasser verrühren. Die Rosinen zugeben und über Nacht (etwa 8–10 Std.) zugedeckt im Kühlschrank stehen lassen.

● Am nächsten Tag die übrigen Zutaten nach Belieben untermengen und mit dem Honig süßen.

Tip

Essen Sie dazu eine Scheibe Vollkornbrot mit Edamer.

Pro Portion: 465 kcal, 1955 kJ, 13 g EW, 23 g F, 52 g KH, 171 mg Ca

Frischkornmüsli

1 Portion:

2–3 EL	Weizen, geschrotet (40 g)
ca. 3 EL	Sauer- oder Buttermilch (45 ml)
ca. 3 EL	Milch (45 ml), 1,5 % F.
1	Apfel (150 g)
1 EL	gehackte Haselnüsse (10 g)
1 TL	Honig (5 g)
	frisches oder getrocknetes Obst nach Belieben

● Das geschrotete Getreide mit der Sauermilch zu einem dicken Brei verrühren und über Nacht im Kühlschrank quellen lassen.

● Die Milch unterrühren, den Apfel waschen, schälen, kleinschneiden und mit den Haselnüssen unter das Müsli rühren.

● Das Müsli je nach Geschmack mit Honig süßen und mit weiterem frischem oder getrocknetem Obst verfeinern.

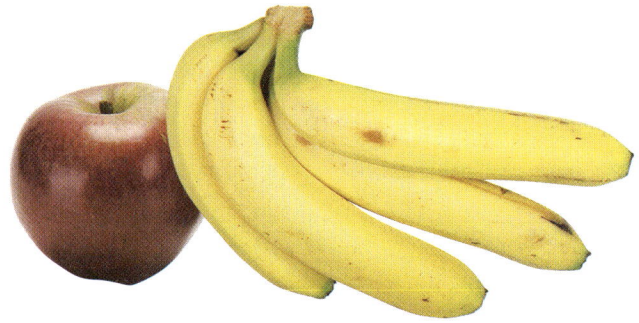

Pro Portion: 320 kcal, 1355 kJ, 10 g EW, 9 g F, 50 g KH, 151 mg Ca

Früchtemüsli

1 Portion:

$^1/_2$	Apfel (60 g)
$^1/_2$	Apfelsine (75 g)
$^1/_4$	Banane (30 g)
3 EL	grobe Haferflocken (30 g)
5	Haselnüsse (5 g)
1 EL	Rosinen (10 g)
$^1/_2$ Becher	Joghurt (75 g), 1,5 % F.
$^1/_8$ l	Milch (125 ml), 1,5 % F.
1 TL	Sesamsamen (5 g)

● Den Apfel waschen, die Apfelsine und die Banane schälen, dann alles Obst kleinschneiden.

● Die Haferflocken, die blättrig geschnittenen Haselnüsse und die Rosinen untermischen und in eine Schale geben.

● Den Joghurt mit der Milch glattrühren und darübergießen. Zum Schluß die Sesamsamen vorsichtig anrösten und über das Müsli streuen.

Tip

Sie können auch andere Früchte wie Erdbeeren, Pfirsiche oder Heidelbeeren verwenden.

Pro Portion: 385 kcal, 1625 kJ, 14 g EW, 12 g F, 55 g KH, 336 mg Ca

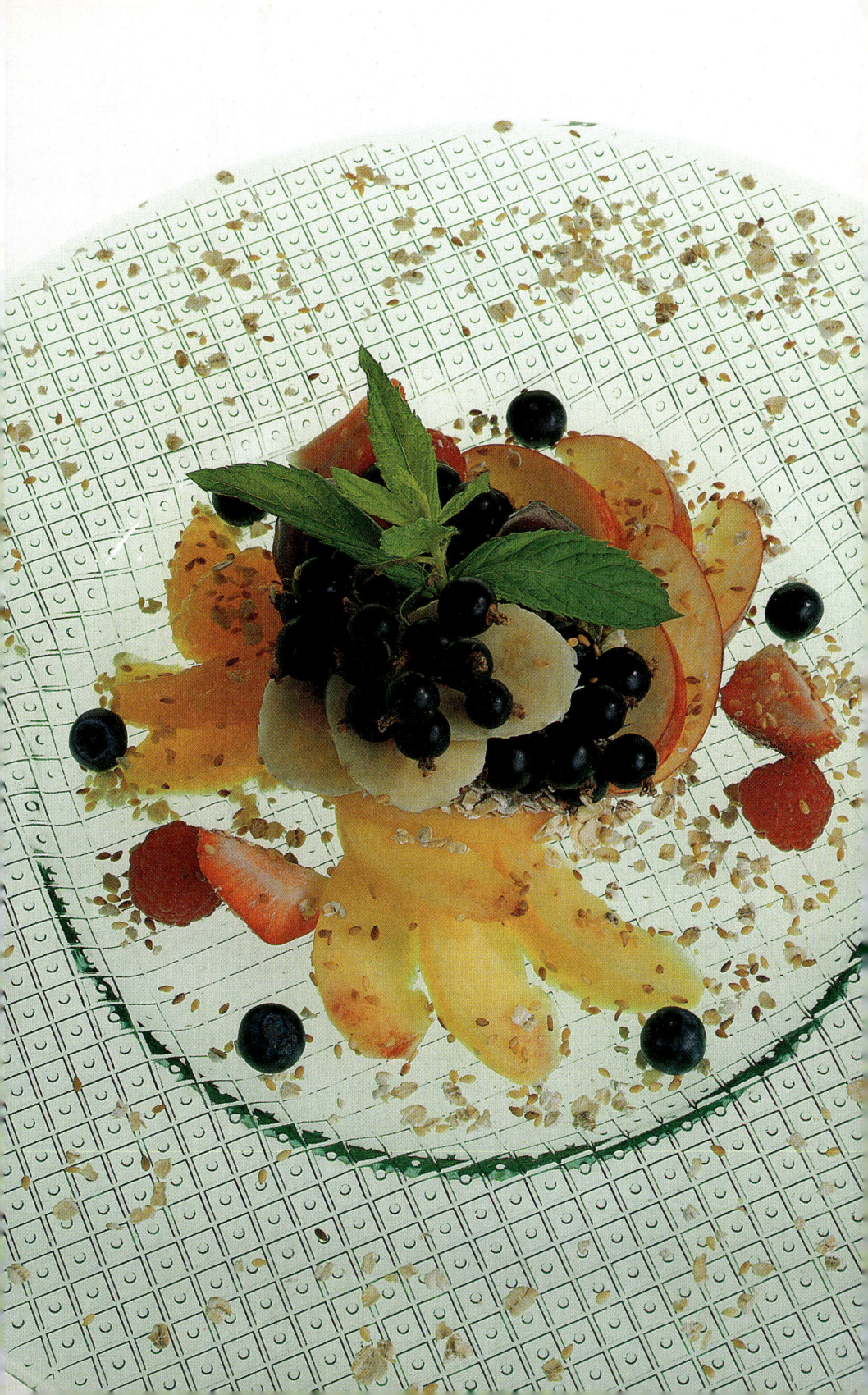

Sprinter-Müsli

1 Portion:

4 EL	*Vollkornhaferflocken (40 g)*
75 ml	*Buttermilch*
1 EL	*Sanddornsaft, ungezuckert (10 g)*
1 TL	*Honig (10 g)*
1	*Apfel (150 g)*
1 EL	*Weizenkeime (5 g)*
1 EL	*Zitronensaft (10 ml)*
¹/₂	*Kiwi (40 g)*

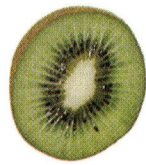 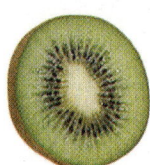

● Die Vollkornhaferflocken, die Buttermilch und den Sanddornsaft mischen und mit dem Honig süßen.

● Den Apfel waschen und ungeschält grob raspeln. Dann mit den Weizenkeimen und dem Zitronensaft mischen.

● Die Kiwi schälen, würfeln und mit der Apfelmischung unter die Haferflockenmasse heben.

Tip

Trinken Sie dazu einen Bananenkefir (siehe S. 166).

Pro Portion: 325 kcal, 1370 kJ, 10 g EW, 5 g F, 58 g KH, 135 mg Ca

Kefir-Müsli „Wellness"

1 Portion:

$1/4$	Apfel (40 g)
$1/4$	Birne (40 g)
1 Stück	Banane (40 g, geschält)
40 g	Weintrauben
1 geh. EL	Vollkornhaferflocken (10 g)
1 TL	Weizenkleie (5 g)
125 g	Kefir, 1,5 % F.
1 Scheibe	Roggenvollkornbrot (50 g)
25 g	Doppelrahmfrischkäse mit Kräutern, 60 % F. i. Tr.
1 EL	Radieschensprossen (5 g)
$1/4$	Kästchen Kresse (5 g)
$1/8$ l	Orangensaft (125 ml)

● Den Apfel und die Birne waschen, entkernen und würfeln. Die Banane schälen und in Scheiben schneiden. Die Trauben waschen, halbieren und dabei die Kerne entfernen.

● Das Obst mischen, dann die Haferflocken und die Kleie unterheben und den Kefir darübergießen. Kurz durchziehen lassen.

● Das Brot mit dem Frischkäse bestreichen und die Sprossen sowie die grob gehackte Kresse darauf verteilen.

● Dazu das Glas Orangensaft servieren.

Pro Portion: 445 kcal, 1875 kJ, 15 g EW, 12 g F, 68 g KH, 246 mg Ca

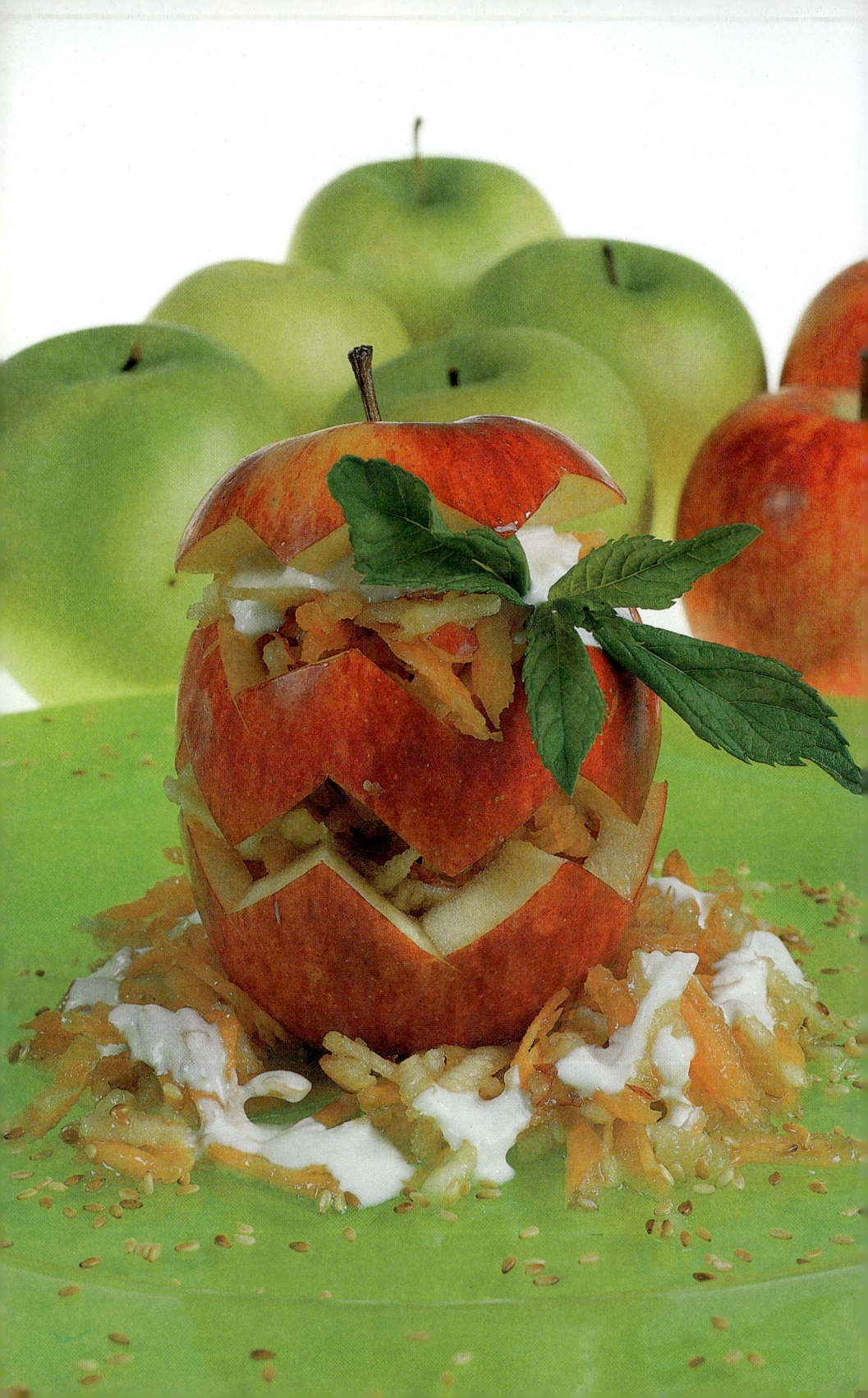

Möhren-Apfel-Frischkost

1 Portion:

1	*Möhre (75 g)*
1 kleiner	*Apfel (100 g)*
1 EL	*Rosinen (10 g)*
2 ¹/₂ EL	*Joghurt (50 g), 1,5 % F.*
1 TL	*Zitronensaft (5 ml)*
1 Scheibe	*Grahambrot (50 g)*
1 TL	*Butter oder Margarine (5 g)*
1 Scheibe	*Emmentaler (40 g), 45 % F. i. Tr.*

● Die Möhre und den Apfel waschen, schälen und raspeln. Die Rosinen ebenfalls waschen, abtropfen lassen und zu Möhre und Apfel geben.

● Eine Soße aus dem Joghurt und dem Zitronensaft herstellen und mit der Frischkost mischen.

● Dazu gibt es eine Scheibe Grahambrot mit der Butter oder Margarine bestrichen und mit dem Emmentaler belegt.

Tip Garniert mit frischen Kräutern sieht die Möhren-Apfel-Frischkost besonders lecker aus.

Pro Portion: 430 kcal, 1805 kJ, 18 g EW, 18 g F, 48 g KH, 518 mg Ca

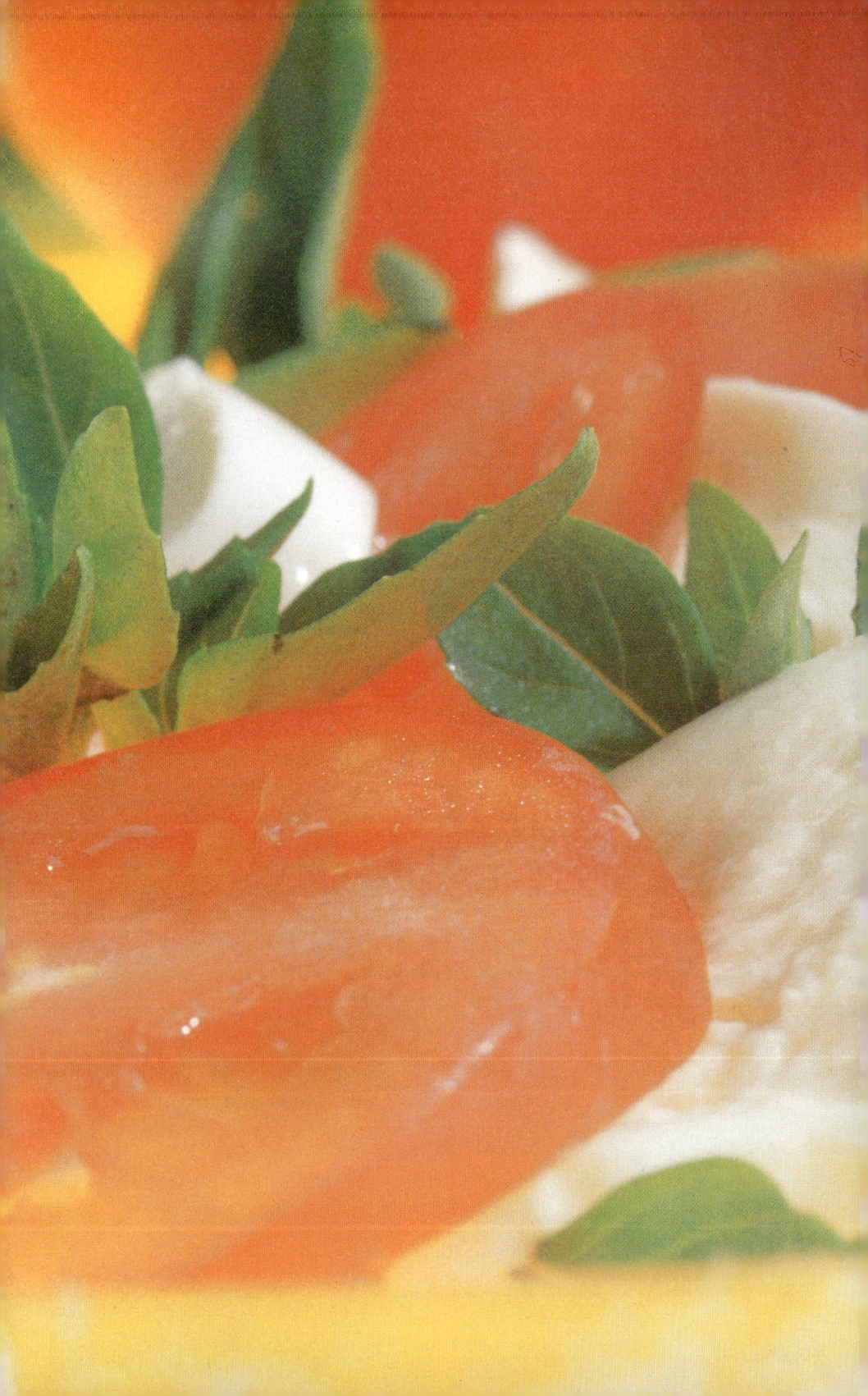

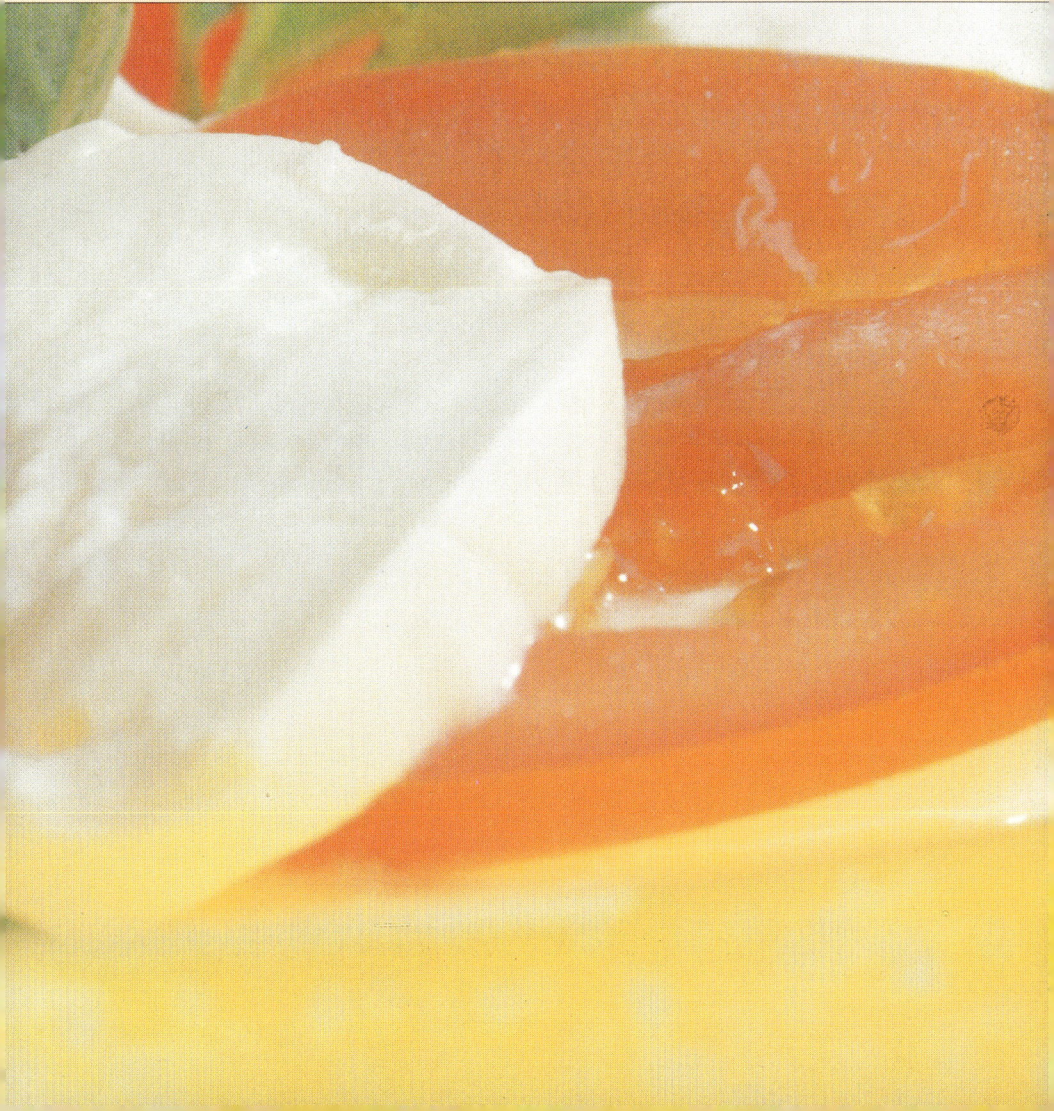

Snacks und Zwischenmahlzeiten

Käsespieße

2 Portionen:

3 EL	*Rahmfrischkäse (80 g), 50 % F. i. Tr*
20 g	*gehackter Schnittlauch*
	Salz, Pfeffer
2 Scheiben	*Pumpernickel (100 g)*
8	*Radieschen (60 g)*
100 g	*Schafskäse*
2	*Tomaten (120 g)*
20 g	*frisches Basilikum*

● Zunächst den Frischkäse mit dem Schnittlauch mischen und mit Salz und Pfeffer abschmecken.

● Die Brotscheiben mit dieser Mischung bestreichen und in kleine Rechtecke schneiden, dann die Rechtecke zu Happen stapeln und mit den Radieschenscheiben belegen.

● Den Schafskäse würfeln. Die Tomaten in kleine Schnitze schneiden, die Basilikumblättchen vom Stengel zupfen und den Käse mit beidem belegen.

● Die Brothappen mit dem garnierten Schafskäse belegen und aufspießen.

Pro Portion: 365 kcal, 1520 kJ, 18 g EW, 22 g F, 23 g KH, 327 mg Ca

Tomaten mit Quarkfüllung

2 Portionen:

2	Tomaten (200 g)
$^1/_4$	grüne Paprika (30 g)
80 g	Speisequark, Magerstufe
1 EL	Joghurt (20 g), 1,5 % F.
	Kräutersalz
1 EL	Zuckermais aus Konserve (15 g)
	gehackte Kräuter
2 Scheiben	Vollkornbrot (100 g)
1 TL	Butter oder Margarine (5 g)

- Die Tomaten und den Paprika waschen. Die Tomaten halbieren und aushöhlen, den Paprika in kleine Würfel schneiden.

- Den Quark mit dem Joghurt verrühren und mit dem Kräutersalz würzen. Mit dem Mais, der Paprika und den frischen Kräutern mischen.

- Die ausgehöhlten Tomaten mit der Kräuter-Quark-Mischung füllen.

- Dazu die gebutterten Vollkornbrotscheiben reichen.

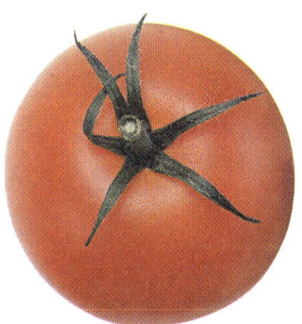

Pro Portion: 180 kcal, 750 kJ, 11 g EW, 3 g F, 27 g KH, 100 mg Ca

Mozzarella mit Tomaten und Basilikum

2 Portionen:

1 Pckg.	*Mozzarella (120 g), 45 % F. i. Tr.*
4 große	*Tomaten (400 g)*
2 Zweige	*Basilikum*
2 TL	*Olivenöl (10 g)*
etwas	*Pfeffer*
2	*Vollkornbrötchen (100 g)*

● Den Mozzarella in Scheiben schneiden, die Tomaten nach dem Waschen ebenfalls. Den Basilikum waschen, dann die Blättchen abzupfen.

● Einen Teller schichtweise mit den Tomaten- und Mozzarellascheiben belegen, mit dem Olivenöl beträufeln, mit dem Pfeffer würzen und mit den Basilikumblättchen garnieren.

● Dazu die Vollkornbrötchen reichen.

Tip

Eine besondere Note geben dem Ganzen ein paar Tropfen Balsamicoessig.

Pro Portion: 295 kcal, 1240 kJ, 16 g EW, 18 g F, 18 g KH, 296 mg Ca

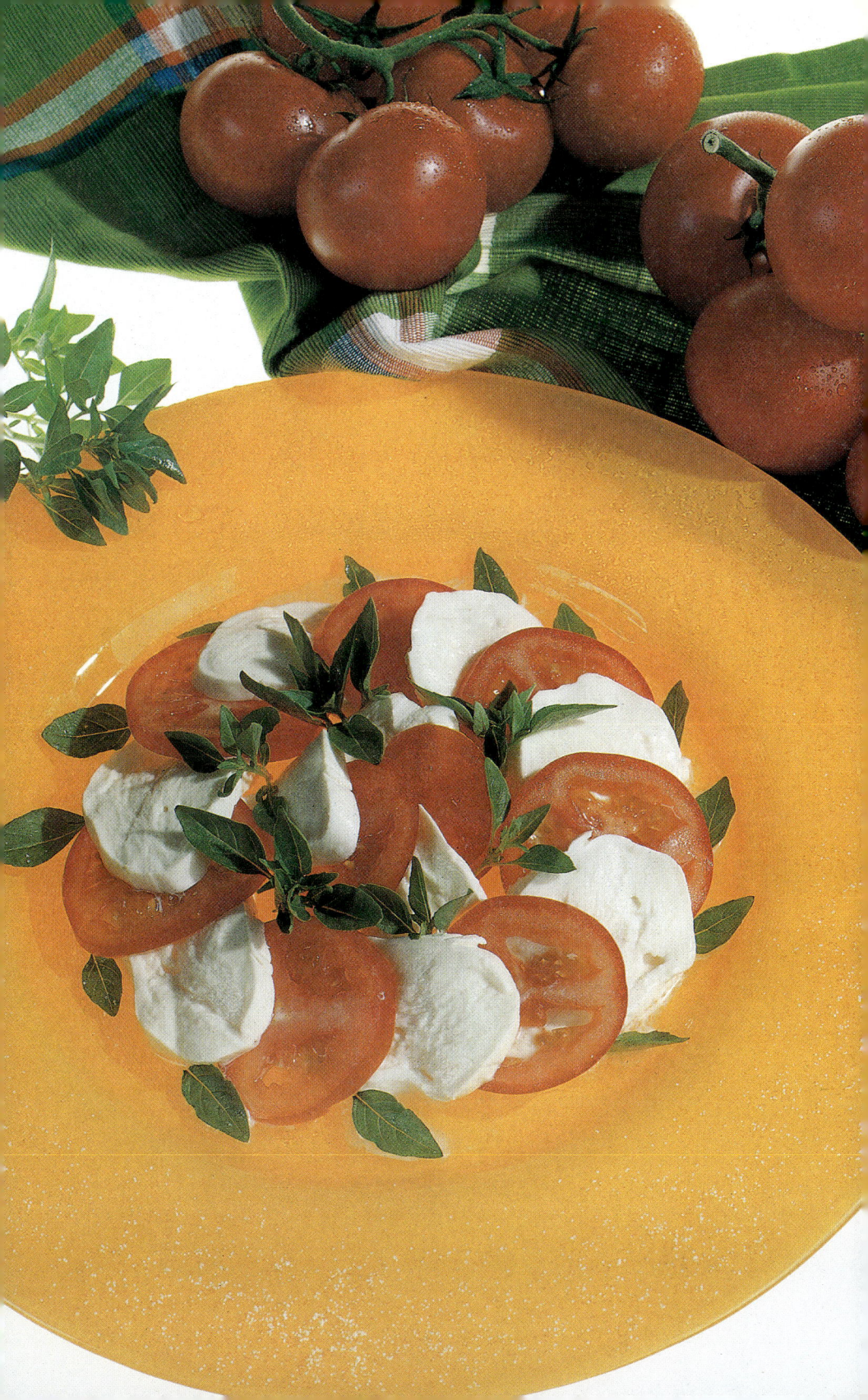

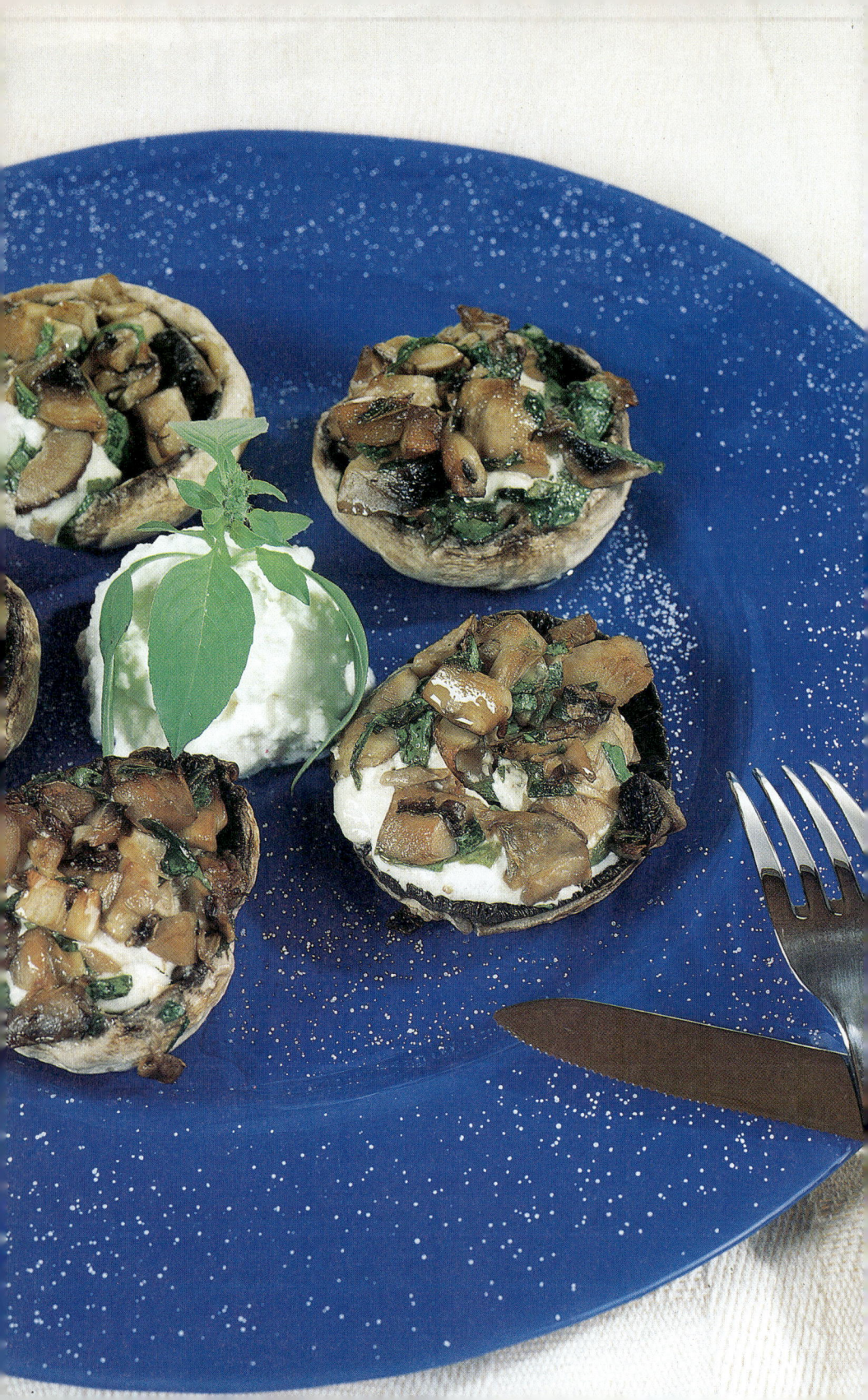

Gefüllte Champignons

2 Portionen:

400 g	Champignons
2 kleine	Zwiebeln (80 g)
2	Knoblauchzehen
2 EL	Öl (20 g)
1 Schuß	Weißwein
2 EL	Sahne (30 g), 30 % F.
20 g	Petersilie
	Pfeffer, Salz
2	Vollkornbrötchen (100 g)
60 g	Hüttenkäse
$\frac{1}{4}$	Gurke (50 g)
$\frac{1}{2}$	Zwiebel (20 g)
1	Knoblauchzehe

● Die Champignons waschen, putzen und aushöhlen. Die Zwiebeln, den Knoblauch und das Innere der Champignons grob hacken und im Öl andünsten.

● Die Zwiebel-Champignon-Masse mit einem Schuß Weißwein ablöschen. Die Sahne und die Petersilie hinzufügen und mit Pfeffer und Salz abschmecken.

● Die Masse in die Champignons füllen und in einer ofenfesten Form bei 200 °C etwa 30 Minuten überbacken. Dazu die Vollkornbrötchen und als Dip den mit Gurke, Zwiebel und Knoblauch angemachten Hüttenkäse reichen.

Pro Portion: 325 kcal, 1355 kJ, 15 g EW, 17 g F, 28 g KH, 109 mg Ca

Obatzter

2 Portionen:

1 EL	Butter oder Margarine (10 g)
½ Ecke	reifer Camembert (35 g), 30 % F. i. Tr.
40 g	Limburger, 20 % F. i. Tr.
¼	fein geriebene Zwiebel (10 g)
	Pfeffer, Salz
einige	Zwiebelringe und Salatblätter (nach Belieben)

● Die Butter oder Margarine schaumig rühren. Den Camembert und den Limburger mit einer Gabel zerdrücken.

● Das Fett und den Käse mischen, die geriebene Zwiebel unterrühren und den Obatzter mit Pfeffer und Salz würzen. Nach Belieben mit den Zwiebelringen garnieren und auf den Salatblättern anrichten.

Tip

Dazu schmeckt besonders gut würziges Pumpernickel.

Pro Portion: 110 kcal, 470 kJ, 10 g EW, 8 g F, 0 g KH, 214 mg Ca

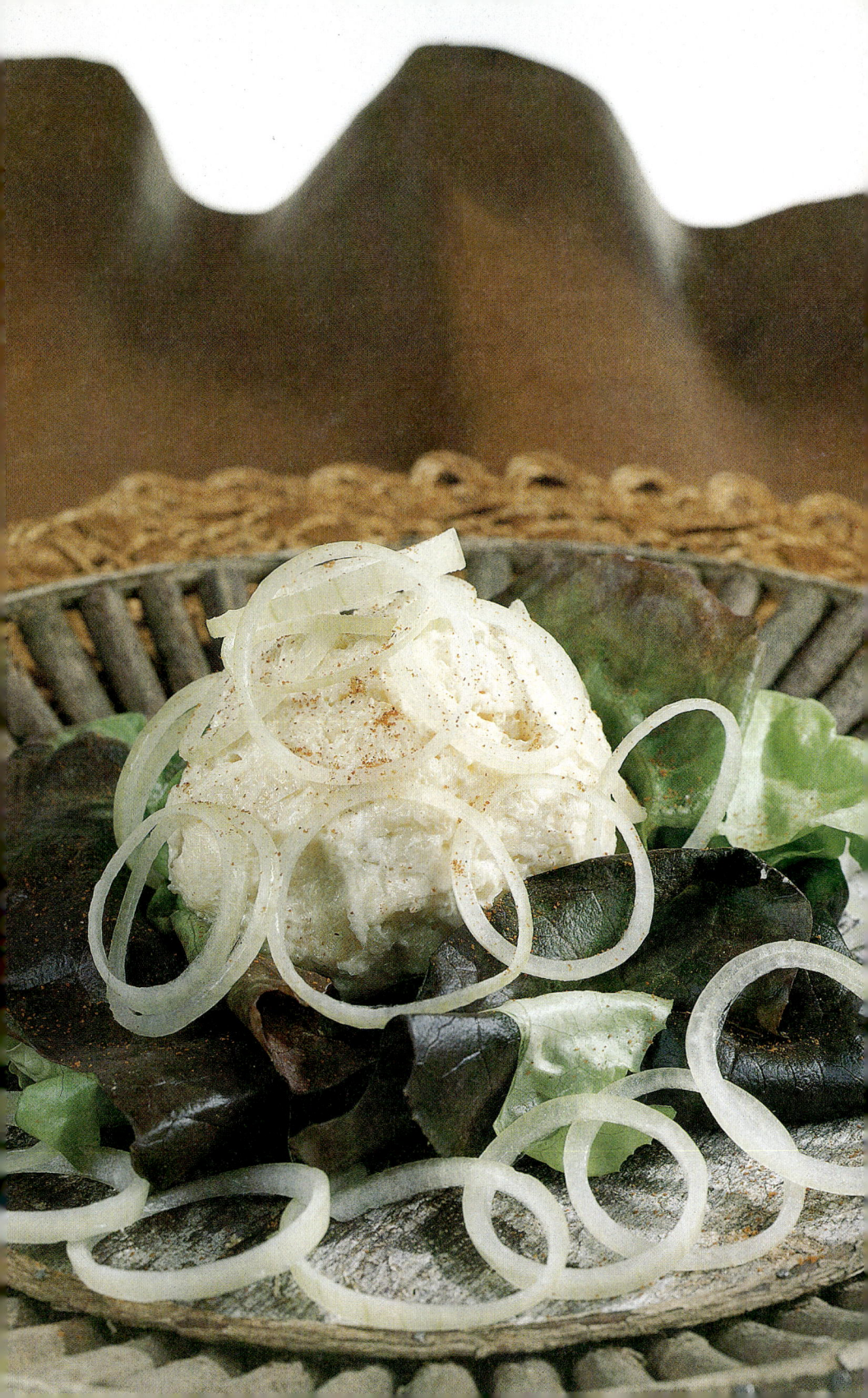

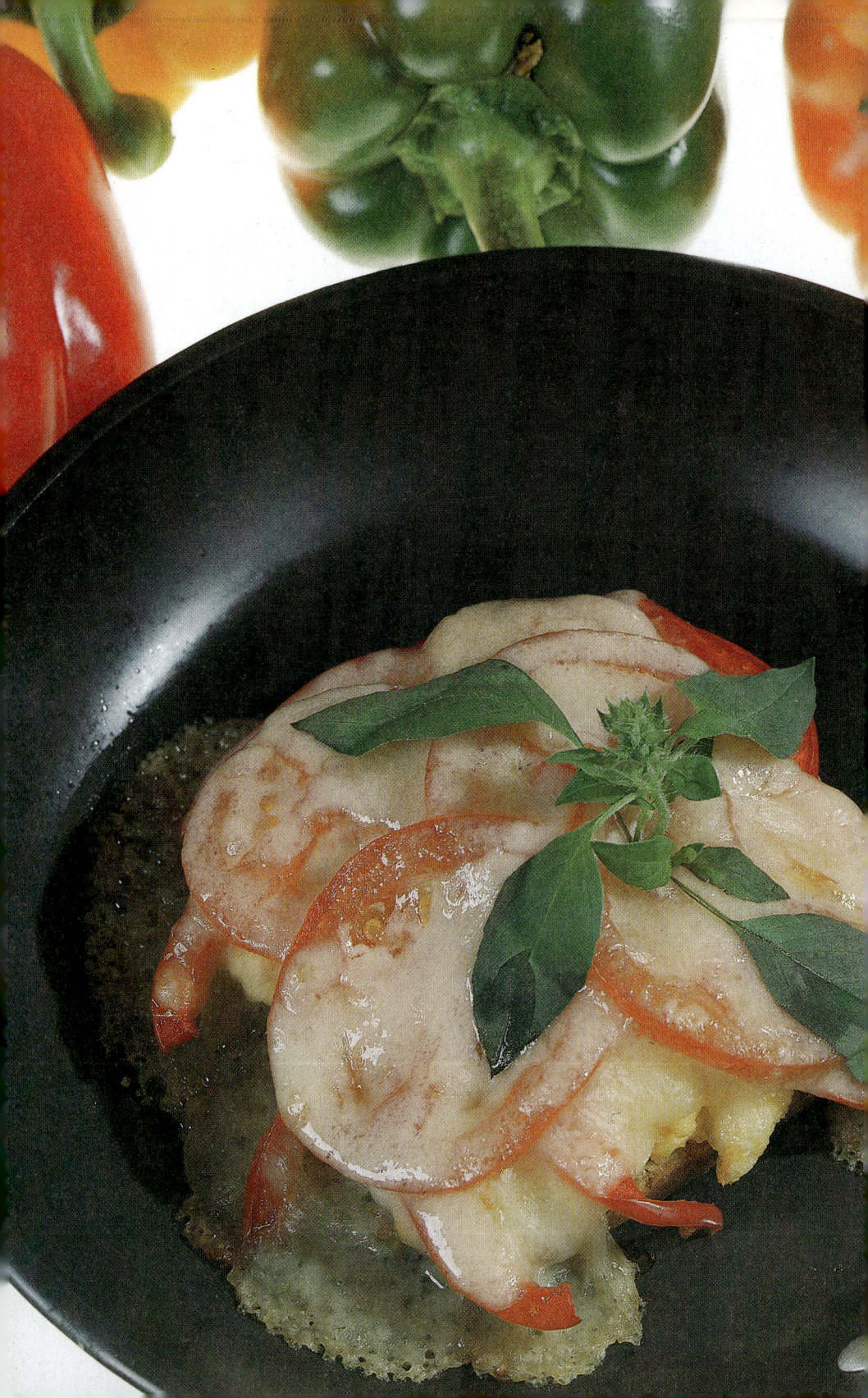

Kräuter-Toast

2 Portionen:

2	Eier
2 EL	Milch (30 ml), 1,5 % F.
	Salz
2 TL	Butter oder Margarine (10 g)
1	Paprika (80 g)
2	Tomaten (120 g)
2 Scheiben	Weizenvollkorntoast (50 g)
40 g	Schnittlauch, gehackt oder andere frische Kräuter
2 Scheiben	Gouda oder Emmentaler (60 g), 45 % F. i. Tr.

● Zunächst die Eier mit der Milch verquirlen und mit etwas Salz abschmecken. Das Fett in einer Pfanne schmelzen lassen und die Eier darin stocken lassen.

● Den Paprika in Streifen, die Tomaten in Scheiben schneiden. Das Brot toasten und mit dem Rührei belegen. Darauf die Paprika- und Tomatenstücke verteilen und die gehackten Kräuter obenauf streuen.

● Zum Schluß den Toast mit dem Käse belegen und etwa 8–10 Minuten bei 170 °C überbacken.

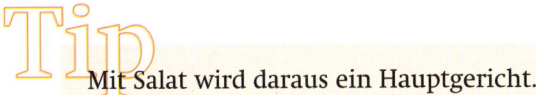

Tip   Mit Salat wird daraus ein Hauptgericht.

Pro Portion: 330 kcal, 1380 kJ, 18 g EW, 19 g F, 21 g KH, 330 mg Ca

Matjes-Cocktail

2 Portionen:

2	Matjesfilets (je 50 g)
1/4 Becher	Buttermilch zum Einlegen (125 ml)
100 g	Honigmelone (Fruchtfleisch)
1	Orange (100 g Fruchtfleisch)
50 g	Krabben (Shrimps, aus der Dose)
70 ml	Buttermilch
1 EL	Limettensaft (10 ml)
	Pfeffer
evtl. etwas Salz	
	Limettenschale in feinen Streifen
	Zitronenmelisse für die Garnitur

● Die Matjesfilets etwa 1 Stunde in Buttermilch einlegen, damit sie an Salz verlieren.

● In der Zwischenzeit aus der Honigmelone das Fruchtfleisch in Kugeln ausstechen oder würfeln. Die Orangen in Filets teilen und diese halbieren.

● Die Krabben abtropfen lassen und mit Melonenkugeln und Orangenstücken mischen. Den Matjes aus der Buttermilch nehmen, in zentimeterbreite Streifen schneiden und untermischen.

● Für das Dressing die Buttermilch mit dem Limettensaft verrühren und würzen. Die Limettenstreifen untermischen.

● Den Matjessalat auf zwei Glasteller verteilen und das Dressing darübergeben. Mit den Melisseblättchen garnieren.

Tip

Besonders attraktiv wirkt dieser Snack, wenn Sie ihn in ausgehöhlten Melonenhälften servieren.

Pro Portion: 240 kcal, 1010 kJ, 17 g EW, 12 g F, 15 g KH, 178 mg Ca

Meerrettichquark

2 Portionen:

6 EL	Speisequark (180 g), Magerstufe
1 Becher	Joghurt (150 g), 1,5 % F.
2 TL	Zitronensaft (5 ml)
4 EL	geriebener Meerrettich (60 g)
2 kleine	Äpfel (200 g)
	Salz

- Den Quark gut mit dem Joghurt verrühren, dann den Zitronensaft und den Meerrettich daruntermischen.
- Die Äpfel waschen und ungeschält reiben, dann ebenfalls unterrühren.
- Zum Schluß den Meerrettichquark mit Salz abschmecken.

Tip

Zum Meerrettichquark paßt Knäcke-, Vollkorntoast- oder Vollkornbrot.

Pro Portion: 175 kcal, 740 kJ, 16 g EW, 2 g F, 23 g KH, 239 mg Ca

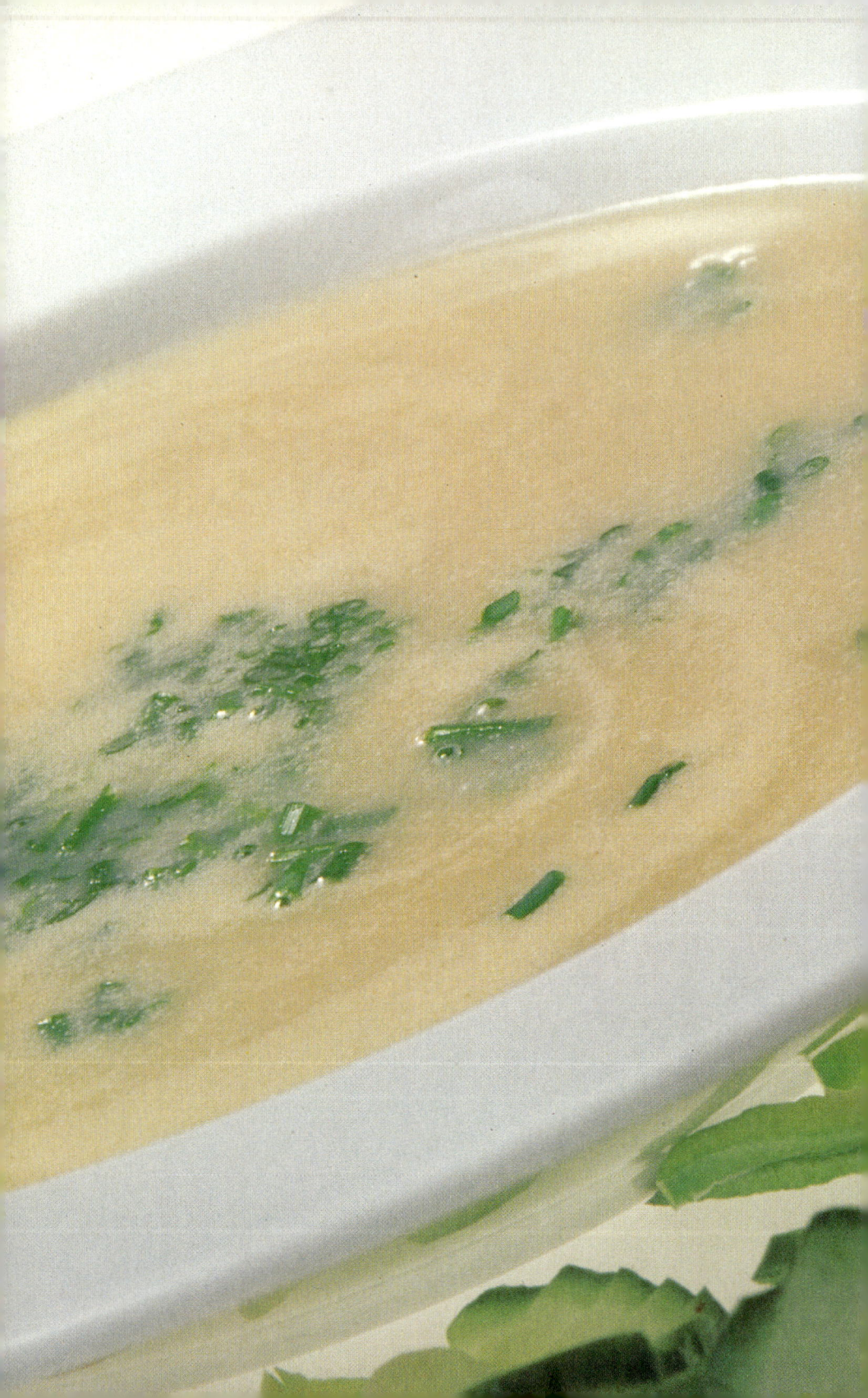

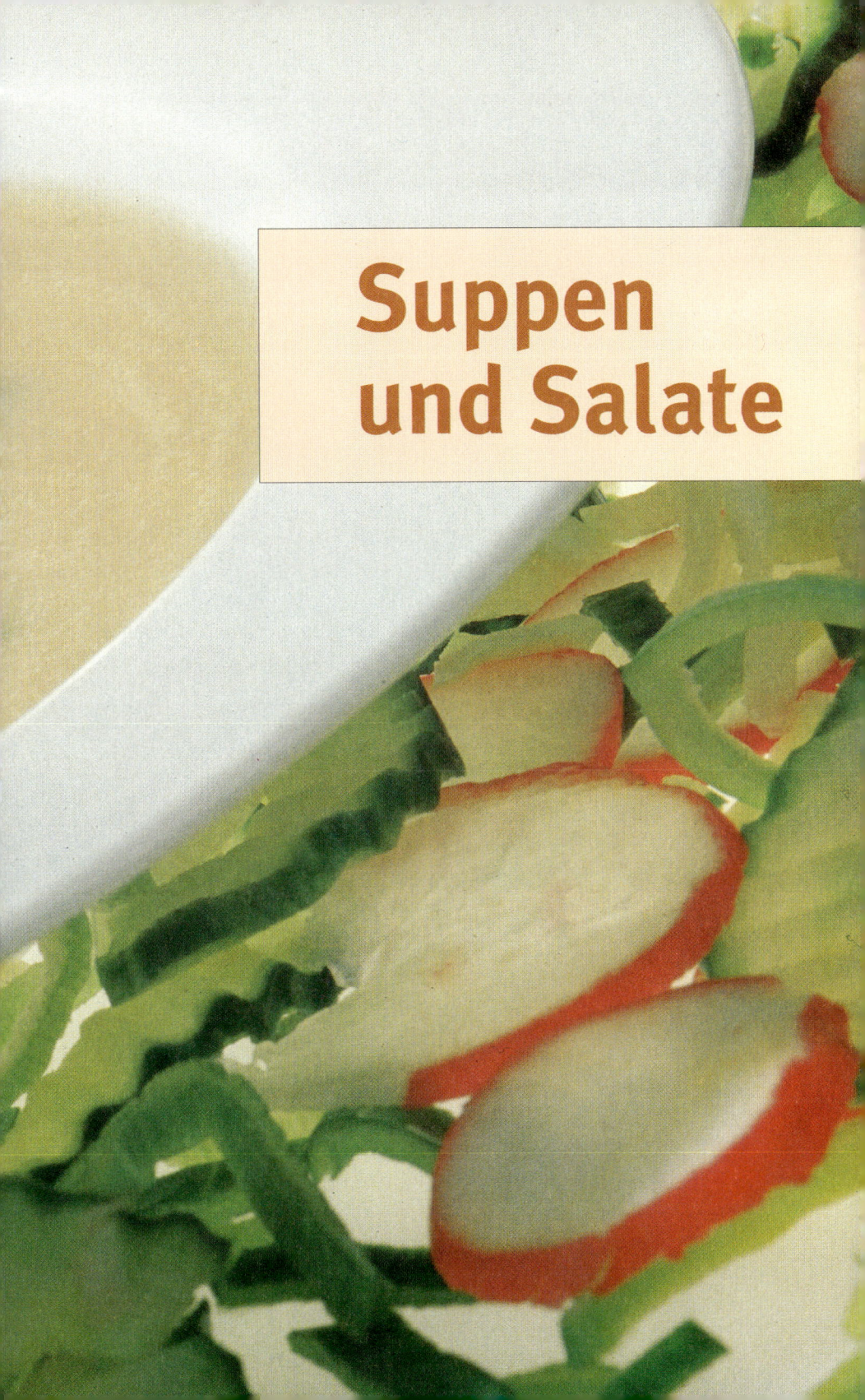

Suppen und Salate

Grünkohlsuppe

2 Portionen:

50 g	*Porree*
1	*Möhre (75 g)*
30 g	*Sellerieknolle*
1 l	*Wasser oder Gemüsebrühe*
200 g	*Rindfleisch*
375 g	*Grünkohl*
wenig	*Wasser*
2 EL	*feine Haferflocken (20 g)*
400 g	*Salzkartoffeln*

● Den Porree waschen, die Möhre und die Sellerie schälen, dann alles in kleine Stücke schneiden und zusammen mit dem Wasser bzw. der Gemüsebrühe zum Kochen bringen.

● Das Rindfleisch in die kochende Brühe geben und etwa 1 Stunde bei geringer Hitze köcheln lassen. Danach das Fleisch herausnehmen, warm stellen und die Brühe durchsieben.

● Den Grünkohl nach dem Waschen abstreifen und in wenig Wasser kurz aufkochen lassen. Etwas abkühlen lassen, fein hacken und in die Fleischbrühe geben.

● Die Haferflocken in die Suppe einrühren und etwa 15 Minuten garen. Zwischendurch die Salzkartoffeln kochen und zusammen mit dem in Scheiben geschnittenen Fleisch zur Suppe geben.

Tip

Im Dampfdrucktopf verkürzt sich die Garzeit des Fleisches um 30 bis 45 Minuten.

Pro Portion: 375 kcal, 1585 kJ, 36 g EW, 5 g F, 47 g KH, 529 mg Ca

Gemüsetopf mit Keimen

2 Portionen:

50 g	grob geschroteter Weizen
400 ml	Gemüsebrühe
1 TL	Sojasoße (5 ml)
1–2	Möhren (150 g)
1–2 Stangen	Porree (200 g)
1 EL	Butter oder Margarine (10 g)
150 ml	Wasser
	Salz
100 g	Sojakeime
8 Tropfen	Tabasco
1 $\frac{1}{2}$ EL	Sahne (25 g), 30 % F.
1 TL	gehackte Petersilie

● Den geschroteten Weizen in einem Kochtopf ohne Fett 2–3 Minuten unter ständigem Rühren rösten. Dann mit der Gemüsebrühe und der Sojasoße auffüllen und 30 Minuten leicht kochen lassen. Dabei häufig umrühren.

● In der Zwischenzeit die Möhren schälen und in dünne Scheiben schneiden. Den Porree in Ringe schneiden und waschen.

● Die Möhren und den Porree im Fett andünsten. Das Gemüse mit dem Wasser auffüllen, etwas salzen und 5 Minuten garen. Dann die Sojakeime zugeben und 3 Minuten mitkochen.

● Anschließend den gegarten Weizen zugeben, den Gemüsetopf mit dem Tabasco und der Sahne abschmecken und mit der gehackten Petersilie anrichten.

Pro Portion: 230 kcal, 960 kJ, 10 g EW, 10 g F, 25 g KH, 178 mg Ca

Gurkenkaltschale

2 Portionen:

$^1/_2$	*Salatgurke (200 g)*
1 Becher	*Joghurt (150 g), 1,5 % F.*
2 EL	*saure Sahne (40 g), 10 % F.*
2	*Schalotten (20 g)*
	Salz, Pfeffer
	Dill oder Schnittlauch

● Die Salatgurke schälen und bis auf einen kleinen Rest in Würfel schneiden.

● Die Gurkenwürfel mit dem Joghurt, der sauren Sahne und den Schalotten im Mixer pürieren, dann mit Salz, Pfeffer und Dill abschmekken.

● Das restliche Gurkenstück in dünne Scheiben schneiden, in die Suppe geben und mit Dillzweigen oder Schnittlauchröllchen garnieren.

Pro Portion: 75 kcal, 310 kJ, 4 g EW, 3 g F, 7 g KH, 126 mg Ca

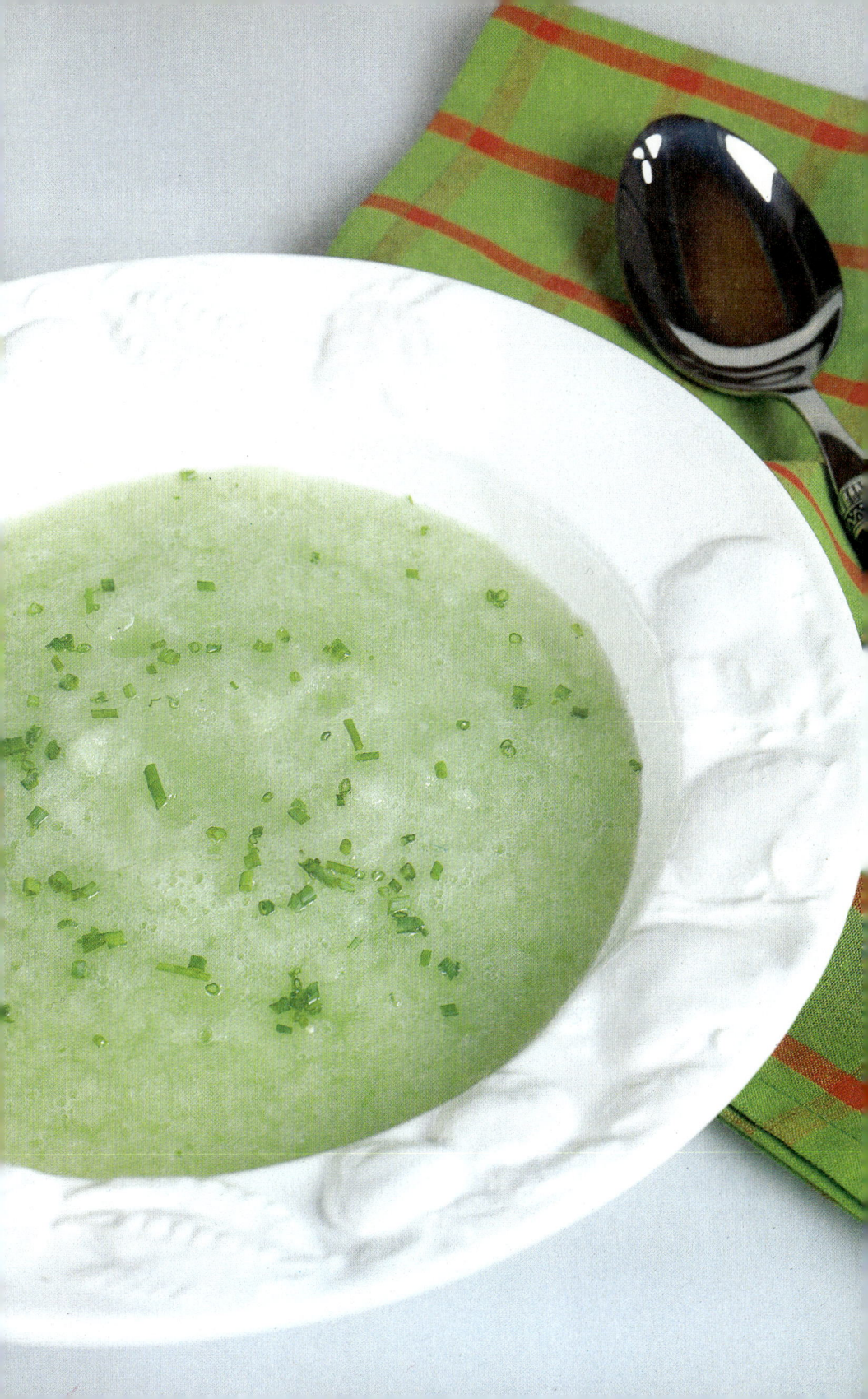

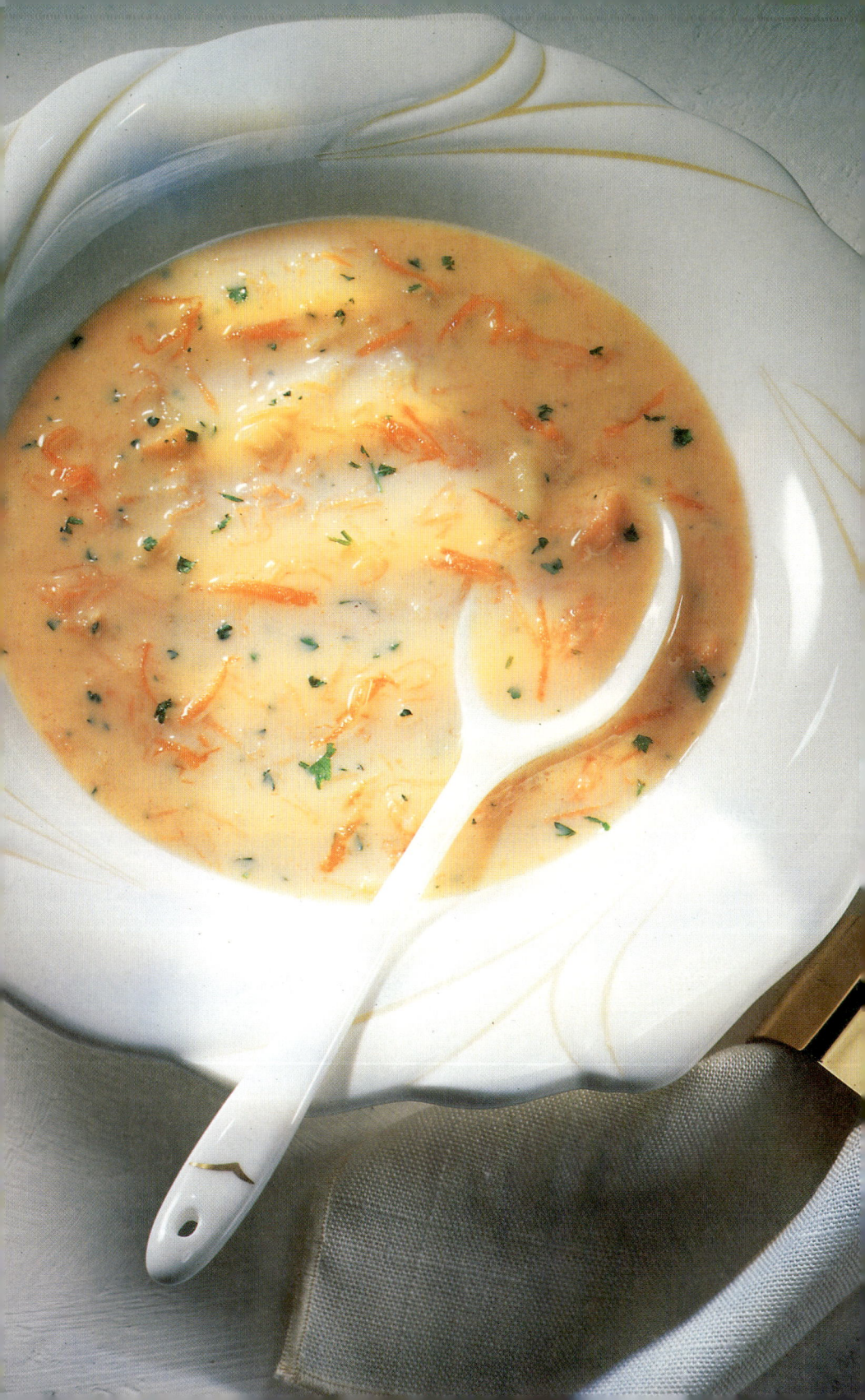

Möhren-Kefir-Kaltschale

2 Portionen:

75 g	Möhren
$^1/_2$	Apfel (60 g)
$^1/_8$ l	Möhrensaft (125 ml, Fertigprodukt)
$^1/_4$	Zitrone (Saft) (10 ml)
$^1/_4$ Bund	gehackte Petersilie (10 g)
$^1/_2$ Becher	Kefir (250 ml), 1,5 % F.
	schwarzer Pfeffer

● Die Möhren waschen, abbürsten und fein reiben. Den halben Apfel waschen, das Kerngehäuse entfernen und ebenfalls reiben.

● Die Möhren und den Apfel mit dem Möhren- und dem Zitronensaft und der fein gehackten Petersilie verquirlen.

● Den Kefir untermischen und die Masse im Kühlschrank gut durchziehen lassen.

● Zum Schluß die Möhren-Kefir-Kaltschale mit Pfeffer abschmecken.

Pro Portion: 95 kcal, 395 kJ, 5 g EW, 2 g F, 13 g KH, 183 mg Ca

Bulgarische Kaltschale

2 Portionen:

$^1/_2$	Salatgurke (300 g)
je $^1/_2$	roter und grüner Paprika (je 75 g)
$^1/_2$	Zwiebel (25 g)
	Paprikapulver „edelsüß"
	Salz, Curry
1 Becher	Sahne-Dickmilch (175 g), 10 % F.
$^1/_2$ Becher	Buttermilch (250 ml)
$^1/_4$ l	erkaltete Gemüsebrühe (Würfel)
1	Knoblauchzehe
1 $^1/_2$ EL	gehackte Kräuter (Petersilie, Schnittlauch, Dill)

- Die Gurke gründlich waschen und ungeschält in sehr dünne Scheiben hobeln. Die Paprika waschen, putzen und sehr fein würfeln. Die Zwiebel abziehen und reiben.

- Das Gemüse mit den Gewürzen mischen und etwas durchziehen lassen.

- Die Sahne-Dickmilch mit der Buttermilch verquirlen, die Brühe unterrühren und die durchgedrückte Knoblauchzehe dazugeben. Gut durchrühren und über das Gemüse geben.

- Die Suppe abschmecken und mit den Kräutern bestreut servieren.

Pro Portion: 225 kcal, 940 kJ, 9 g EW, 10 g F, 24 g KH, 248 mg Ca

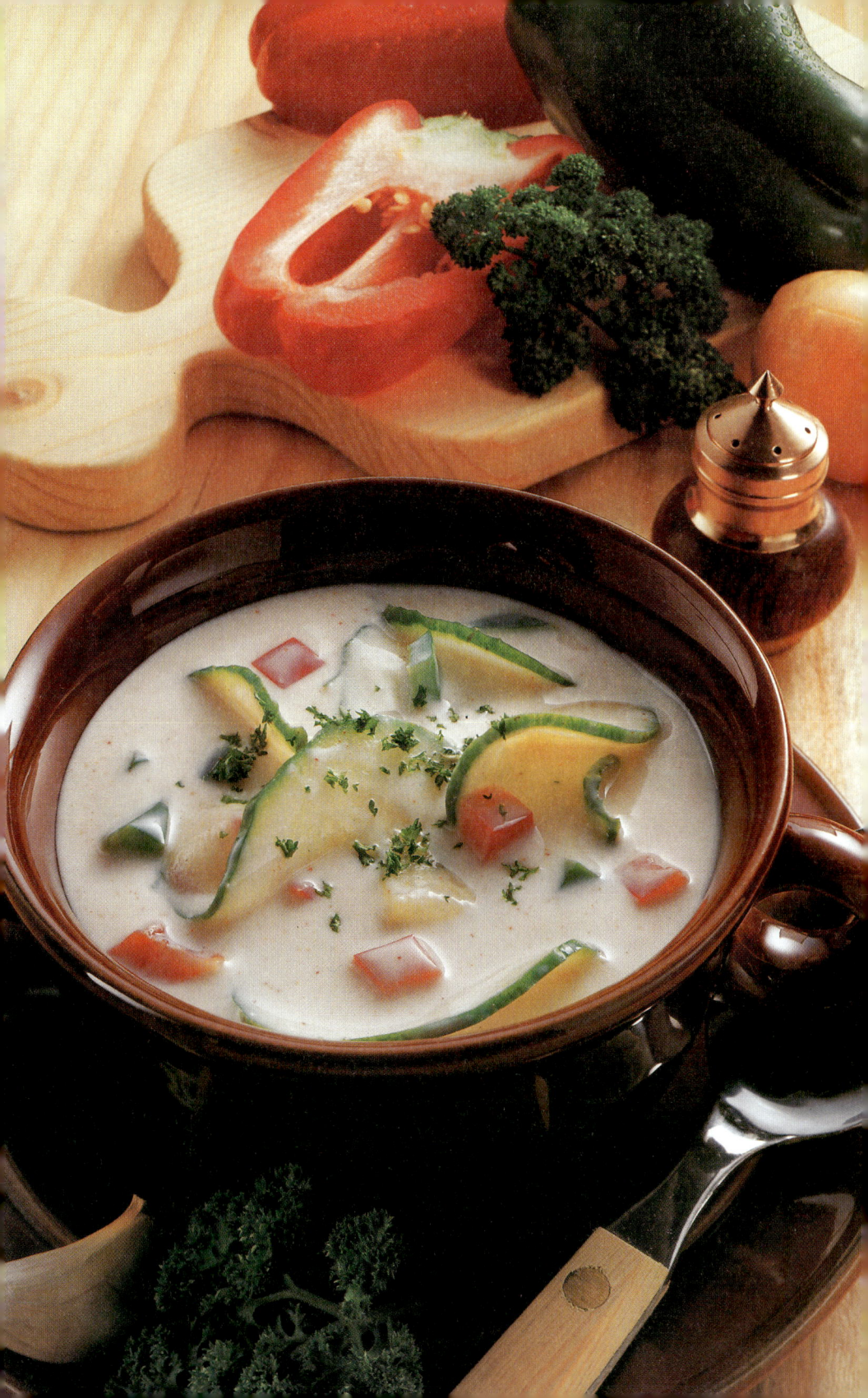

Selleriesalat

2 Portionen:

200 g	*Sellerie*
200 g	*Apfel*
2 TL	*Mayonnaise (10 g)*
4 EL	*Joghurt (80 g), 1,5 % F.*
	Salz, Pfeffer
	Senf

● Den Sellerie schälen und in feine Streifen schneiden. Den Apfel je nach Geschmack geschält oder ungeschält ebenfalls in feine Streifen schneiden.

● Die Mayonnaise und den Joghurt verrühren und mit Salz, Pfeffer und Senf abschmecken. Das Dressing mit den übrigen Salatzutaten vermischen.

Pro Portion: 130 kcal, 545 kJ, 3 g EW, 6 g F, 16 g KH, 122 mg Ca

Kiwi-Weizenkeimling-Salat

2 Portionen:

75 g	Weizenkeimlinge
125 g	Pflaumen
2	Kiwis (100 g)
1 Becher	Joghurt (150 g), 1,5 % F.
1 TL	Hagebuttenmus (10 g)
3 EL	Orangensaft (45 ml)
1 EL	gehackte Haselnüsse (10 g)

● Die Weizenkeimlinge gründlich abspülen und abtropfen lassen. Die Pflaumen waschen, dann entsteinen und in schmale Spalten schneiden. Die Kiwis schälen und in Scheiben schneiden.

● Eine Soße aus dem Joghurt, dem Hagebuttenmus, dem Orangensaft und den Haselnüssen rühren, dann mit den übrigen Salatzutaten mischen.

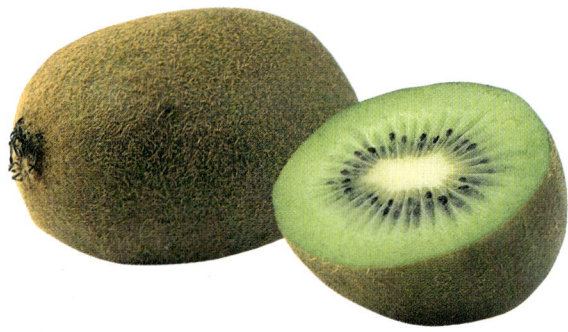

Pro Portion: 255 kcal, 1065 kJ, 14 g EW, 8 g F, 29 g KH, 155 mg Ca

Feldsalat mit Champignons

2 Portionen:

100 g	*Feldsalat*
2 EL	*Zitronensaft (20 ml)*
2 EL	*Joghurt (40 g), 1,5 % F.*
100 g	*Champignons*
2 kleine	*Zwiebeln (60 g)*
2 TL	*Pflanzenöl (10 g)*
2 Scheiben	*Vollkornbrot (100 g)*
2 Scheiben	*Emmentaler (80 g), 45 % F. i. Tr.*
2 TL	*Butter oder Margarine (10 g)*

- Den Feldsalat putzen, waschen und trockenschleudern. Eine Soße aus dem Zitronensaft und dem Joghurt anmachen und über den Salat geben.

- Die Champignons putzen, waschen und in Scheiben schneiden, die Zwiebeln fein hacken. Beide Zutaten etwa 5 Minuten im Öl andünsten.

- Die Mischung noch heiß über den Feldsalat geben und diesen dann sofort verzehren. Dazu gibt es ein Käsebrot oder auch ein Brötchen mit Käse.

Pro Portion: 370 kcal, 1555 kJ, 19 g EW, 22 g F, 24 g KH, 495 mg Ca

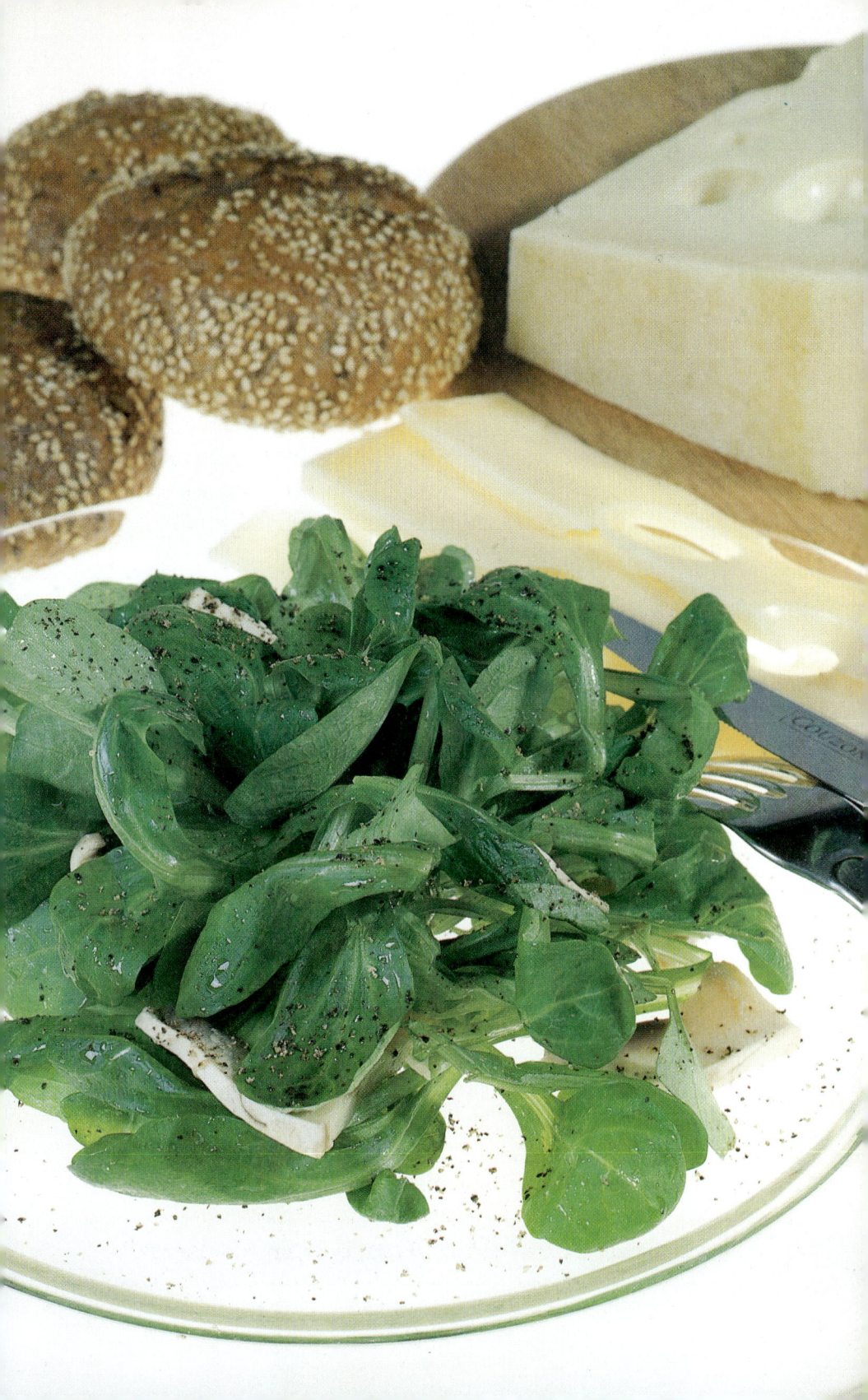

Rotkohlsalat mit Camembert-Brot

2 Portionen:

200 g	*Rotkohl*
2	*Mandarinen*
2 EL	*Joghurt (40 g), 1,5 % F.*
2 Scheiben	*Vollkornbrot (100 g)*
80 g	*Camembert, 40 % F. i. Tr.*

- Den Rotkohl putzen, waschen und fein schneiden. Die Mandarinen schälen und in Schnitze zerteilen.

- Den Rotkohl mit dem Joghurt vermischen, dann vorsichtig die Mandarinenstücke unterheben. Dazu gibt es Brot mit Camembert.

Pro Portion: 270 kcal, 1235 kJ, 15 g EW, 9 g F, 31 g KH, 336 mg Ca

Wurst-Käse-Salat

2 Portionen:

2	*Äpfel (240 g)*
2 Scheiben	*Käse (80 g), 30 % F. i. Tr.*
2 Scheiben	*Fleischwurst (80 g)*
1 Becher	*Joghurt (150 g), 1,5 % F.*
	Senf
	Salz
	Paprikapulver

- Die Äpfel waschen, nach Belieben schälen und ebenso wie den Käse und die Fleischwurst kleinschneiden.

- Aus dem Joghurt und den Gewürzen eine Salatsoße bereiten und mit den übrigen Salatzutaten vermischen.

Pro Portion: 315 kcal, 1325 kJ, 19 g EW, 19 g F, 18 g KH, 420 mg Ca

Bunter Käsesalat

2 Portionen:

150 g	Gouda oder Edamer, 45 % F. i. Tr.
1/2	Essiggurke (20 g)
1/2	roter Paprika (60 g)
1	säuerlicher Apfel (120 g)
1/4	Salatgurke (100 g)
1	Zwiebel (40 g)
40 g	saure Sahne, 10 % F.
30 g	Joghurt, 1,5 % F.
	Zitronensaft
etwas	Salz
	evtl. Senf
1 EL	gehackte Nüsse (10 g)
	Schnittlauch, Dill, Kresse

- Den Käse und die Essiggurke in feine Streifen schneiden, den Paprika, den Apfel und die Salatgurke nach dem Waschen und Putzen ebenfalls. Die Zwiebel fein würfeln.

- Eine Salatsoße aus saurer Sahne, Joghurt, Zitronensaft, Salz, Senf, Nüssen und den gehackten Kräutern anmachen. Diese mit den übrigen Salatzutaten vermengen.

Pro Portion: 380 kcal, 1585 kJ, 22 g EW, 27 g F, 12 g KH, 585 mg Ca

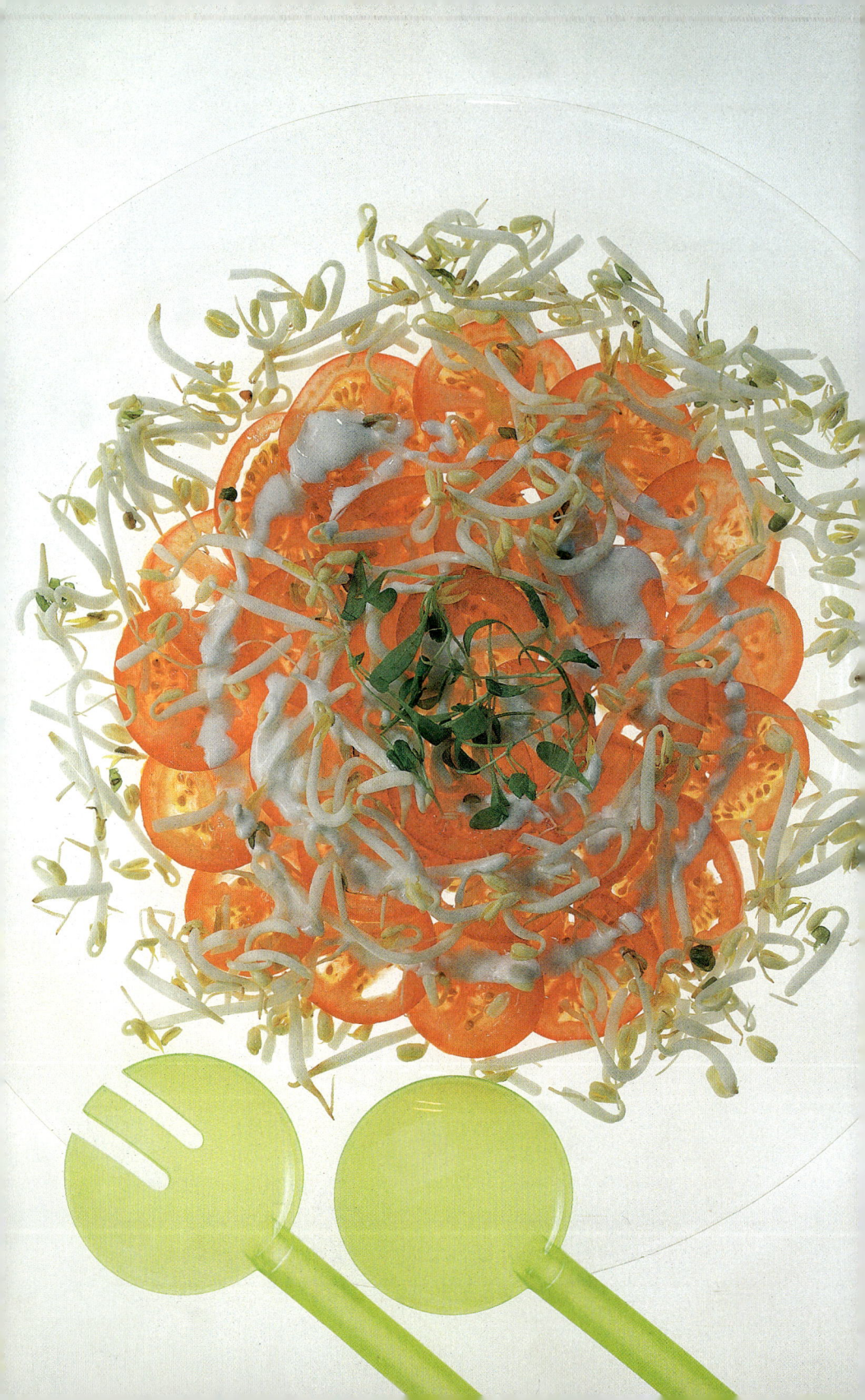

Sprossensalat

2 Portionen:

4 große	Tomaten (400 g)
60 g	Keimlinge (z. B. Kresse)
1 Becher	Joghurt (150 g), 1,5 % F.
1	Zitrone (Saft)
1 Prise	Salz
1 Prise	Zucker
2 TL	Öl (10 g)

- Die Tomaten waschen und in Scheiben schneiden. Dann die Sprossen darauf streuen.
- Eine Salatsoße aus Joghurt, Zitronensaft, Salz, Zucker und Öl zubereiten.
- Zum Schluß die Soße über den Sprossensalat gießen.

Pro Portion: 130 kcal, 550 kJ, 6 g EW, 7 g F, 10 g KH, 115 mg Ca

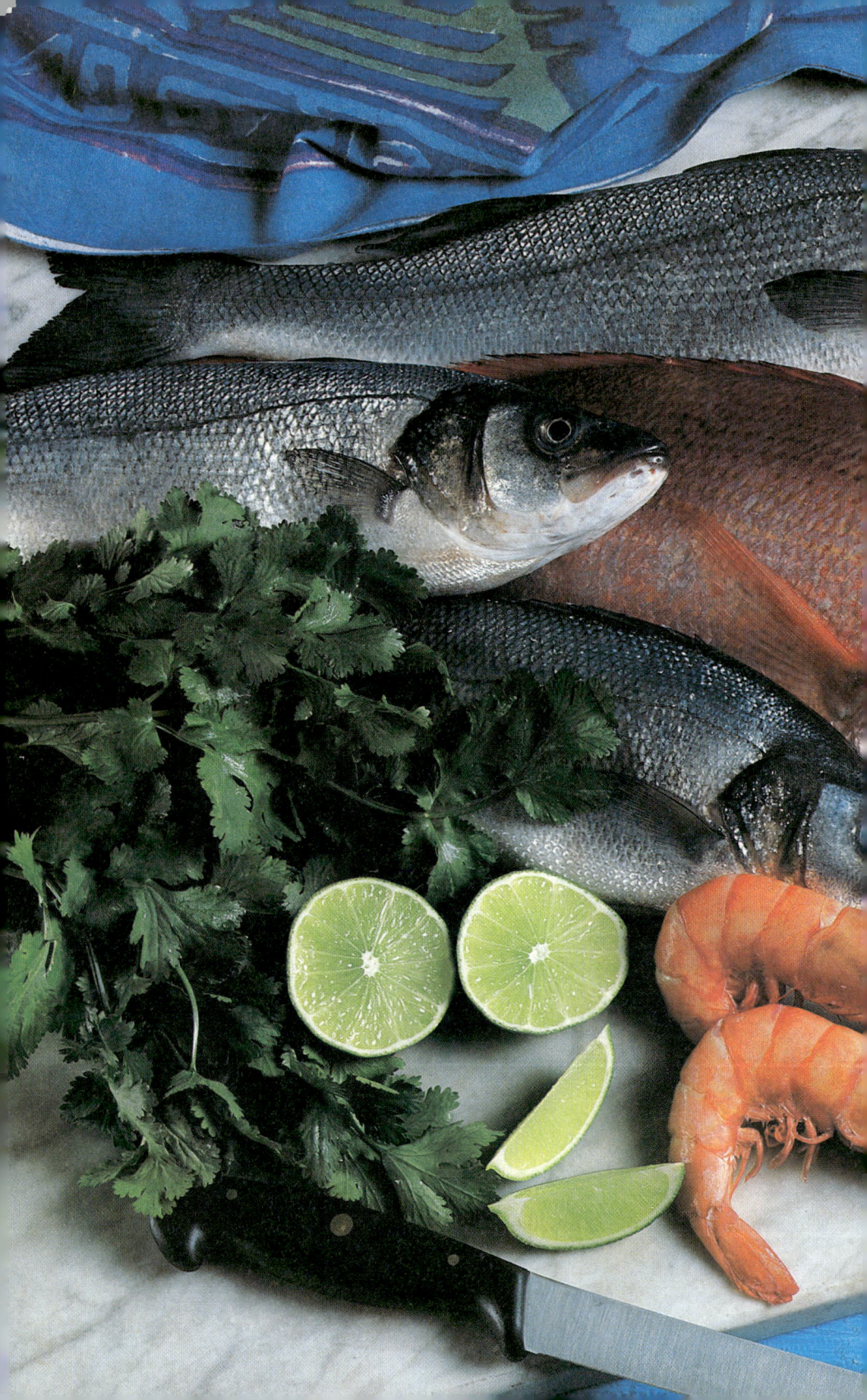

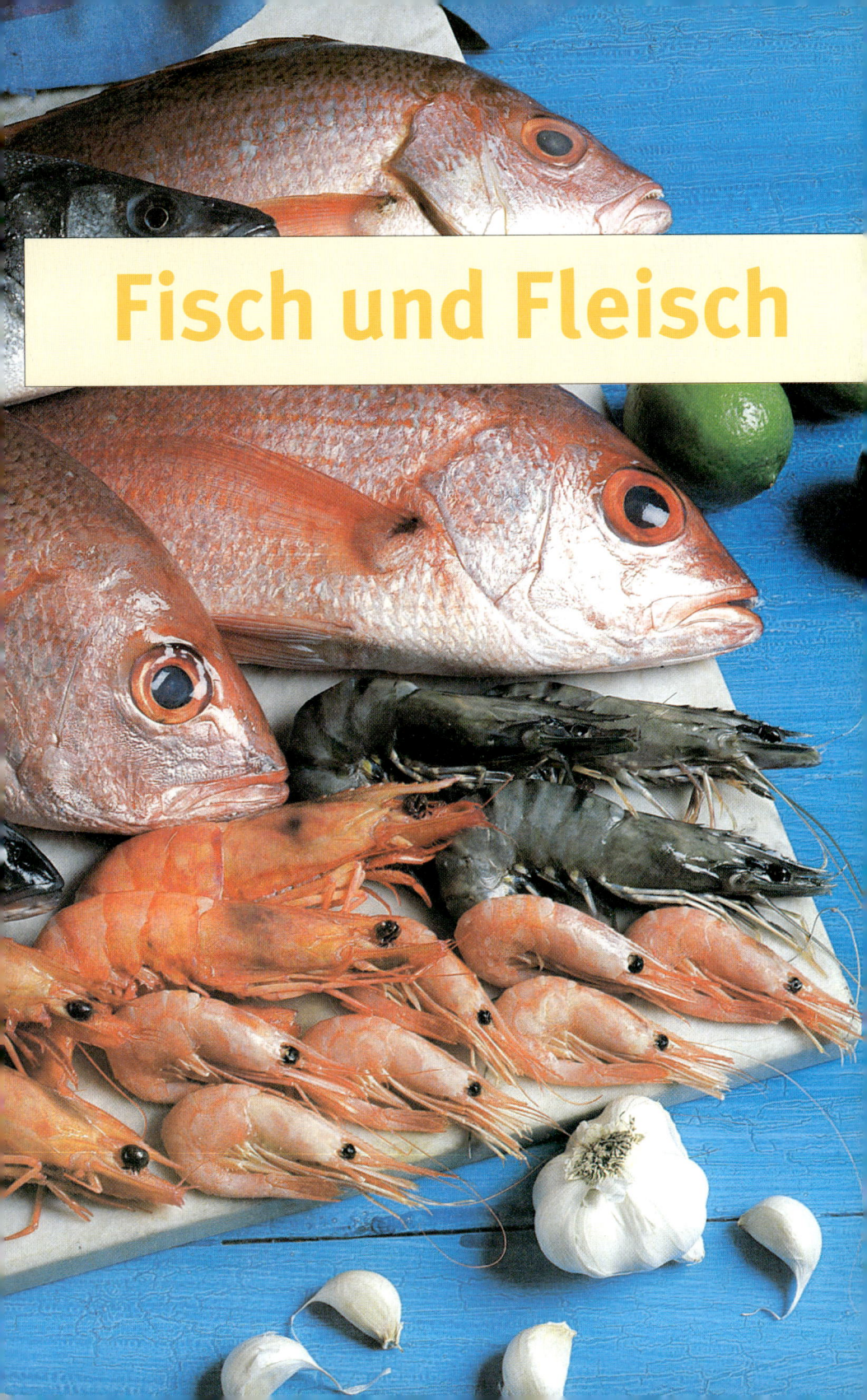

Fisch und Fleisch

Überbackene Schollenfilets

2 Portionen:

400 g	Brokkoliröschen
4 kleine	Schollenfilets (250 g)
	Zitronensaft
1 EL	geriebener Käse (10 g), 45 % F. i. Tr.
2 EL	Sahne (30 g), 30 % F.
1	Eigelb
	Salz, Muskat
2	Tomaten (100 g)
	Zitronenscheiben, Dill (Dekoration)

- Die Brokkoliröschen in Salzwasser etwa 6–8 Minuten garen.

- Währenddessen die Schollenfilets unter kaltem Wasser abbrausen, mit Küchenpapier trockentupfen und mit dem Zitronensaft beträufeln. Dann den Fisch in eine gefettete Auflaufform legen.

- Den geriebenen Käse, die Sahne und das Eigelb verrühren und mit Salz sowie Muskat abschmecken. Diese Masse über die Filets gießen, dann die Auflaufform abdecken.

- Die Tomaten einritzen, kurz in kochendes Wasser halten, dann häuten. Anschließend entkernen und in Streifen schneiden.

- Den Fisch im vorgeheizten Backofen bei 220 °C etwa 10 Minuten garen. Die Tomatenstreifen 5 Minuten mit zum Auflauf geben.

- Die Schollenfilets danach zusammen mit Brokkoli, Zitronenscheiben und Dill servieren.

Pro Portion: 265 kcal, 1120 kJ, 32 g EW, 12 g F, 7 g KH, 349 mg Ca

Fisch im Gemüsetopf

2 Portionen:

2 kleine	Zwiebeln (80 g)
2 TL	Pflanzenöl (10 g)
2 kleine	Fenchelknollen (240 g)
2 kleine	Möhren (100 g)
1	Paprika (120 g)
200 g	Fischfilet (mager)
2 EL	Zitronensaft (20 ml)
20 g	gehackte Petersilie
	Pfeffer
100 g	Reis (unpoliert, roh)

- Die Zwiebeln hacken und in Öl andünsten. Das Gemüse putzen, waschen und kleinschneiden, dann zu den Zwiebeln geben und ebenfalls noch etwa 10 Minuten im Öl dünsten.

- Inzwischen den Fisch unter kaltem Wasser abbrausen, mit Küchenpapier trockentupfen und mit dem Zitronensaft beträufeln. Dann mit der gehackten Petersilie und dem Pfeffer bestreuen.

- Den Fisch auf das Gemüse legen und bei geschlossenem Deckel weiterdünsten, bis er gar ist. Das dauert etwa 10 Minuten, bei gefrorenem Fisch etwas länger.

- Dazu den gekochten Reis servieren.

Pro Portion: 365 kcal, 1535 kJ, 25 g EW, 8 g F, 47 g KH, 215 mg Ca

Rotbarsch mit Eischneehaube

2 Portionen:

300 g	Rotbarschfilets
1/2	Zitrone (Saft) (20 ml)
	Salz
1–2	Eiweiß
25 g	geriebener Käse (Parmesan)
1/2 Bund	Estragon
	weißer Pfeffer
1/2 TL	Senf (2 g)
2 TL	Semmelbrösel (5 g)
2	Tomaten (100 g)

● Die Rotbarschfilets unter kaltem Wasser abbrausen, mit Küchenpapier trockentupfen, dann salzen und mit dem Zitronensaft beträufeln. Anschließend in eine feuerfeste Form geben.

● Das Eiweiß zu steifem Schnee schlagen. Vorsichtig den geriebenen Käse, den gehackten Estragon sowie den Pfeffer, den Senf und die Semmelbrösel unter den Eischnee heben. Diese Masse locker auf die Fischfilets streichen.

● Den Fisch im vorgeheizten Backofen bei 175 °C etwa 30 Minuten garen, bis die Eischneehaube goldbraun ist.

● Die Tomaten waschen, einschneiden und in den letzten 10 Minuten im Backofen mitgaren.

Pro Portion: 230 kcal, 980 kJ, 34 g EW, 9 g F, 4 g KH, 203 mg Ca

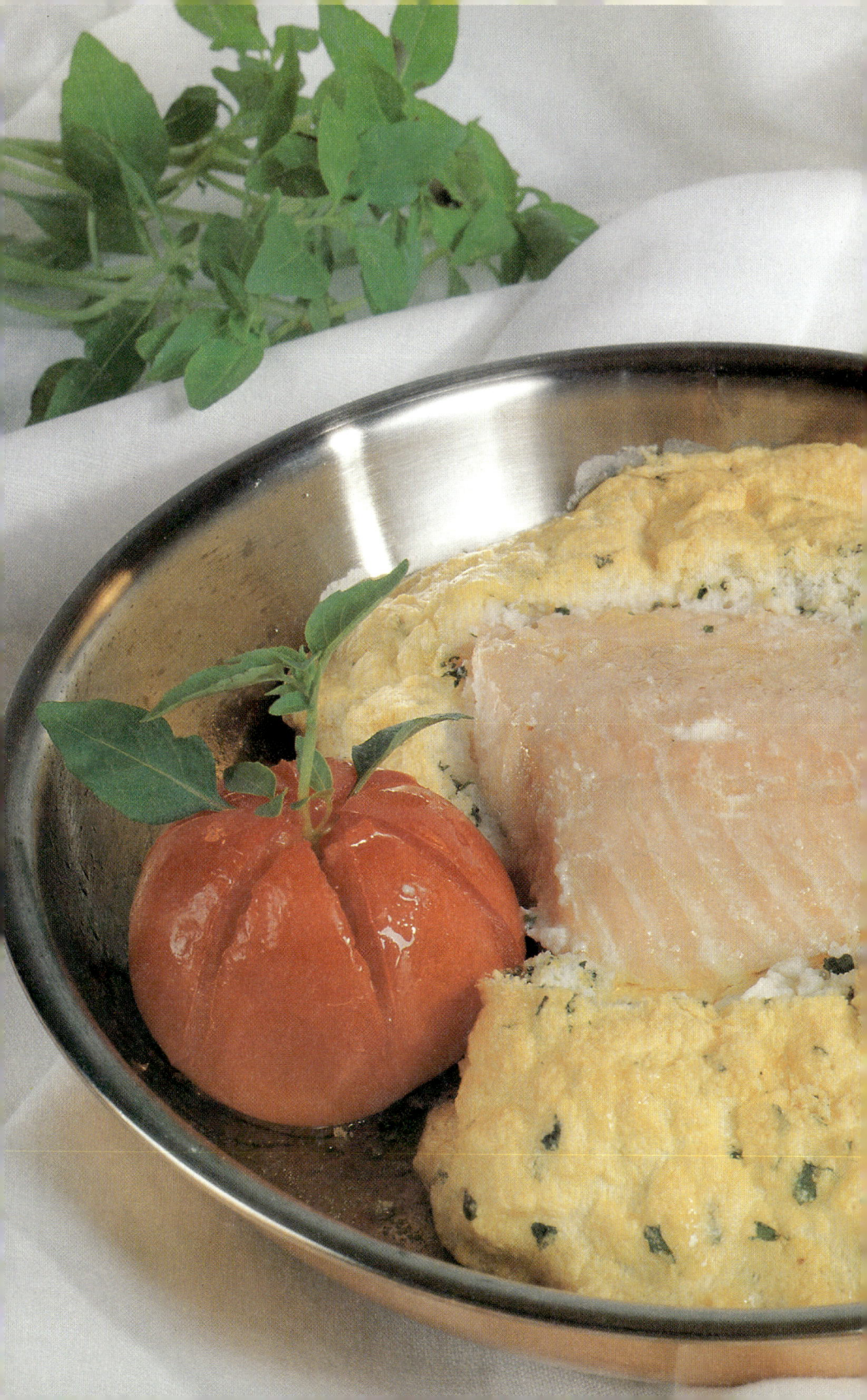

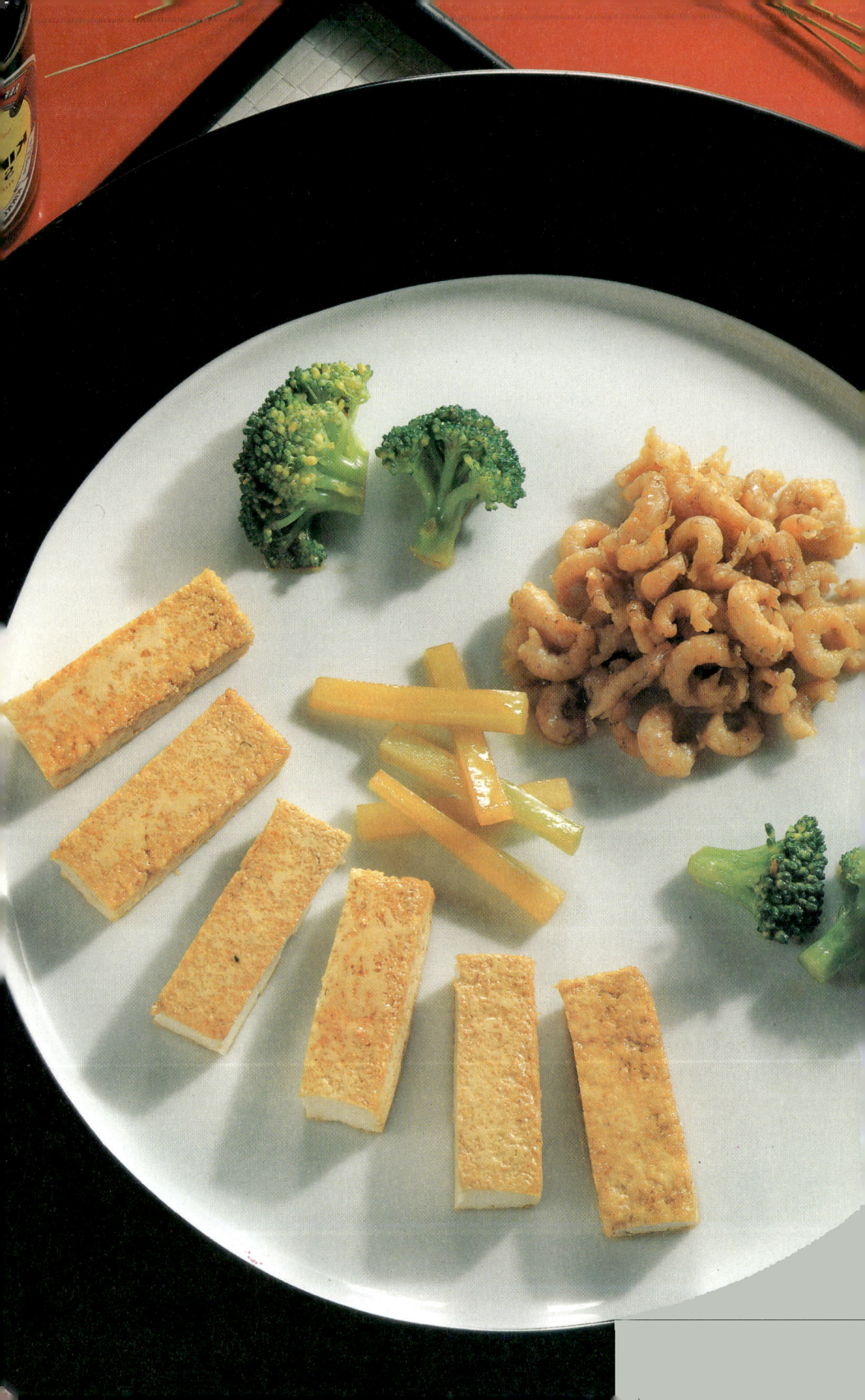

Gebratener Tofu mit Garnelen

2 Portionen:

100 g	Tofu
	schwarzer Pfeffer (Mühle)
1	ungespritzte Zitrone (Saft und Schale) (40 ml)
2	Knoblauchzehen
500 g	Brokkoli
200 g	geschälte Garnelen (Nordseekrabben)
4 EL	Sojasoße (40 ml)
2 TL	Sojaöl (10 g)
2	Roggenbrötchen (je 50 g)

- Den Tofu in breite Streifen schneiden. Den Pfeffer, die abgeriebene Zitronenschale und den Zitronensaft verrühren. Den Knoblauch abziehen und dazupressen. Den Tofu mit dem Zitronensaft-Gemisch einreiben.

- Den Brokkoli putzen und waschen. Die Stiele in feine Stifte schneiden und die Röschen zerteilen.

- Anschließend den Brokkoli 3 Minuten in kochendem Wasser blanchieren, dann kalt abschrecken und gut abtropfen lassen.

- Die Garnelen in der Sojasoße wenden. Das Öl in einer Pfanne erhitzen und die Tofustreifen darin von beiden Seiten anbraten.

- Die Garnelen und den Brokkoli zum Tofu geben, kurz mitbraten und dabei vorsichtig wenden. Das Gericht mit Pfeffer würzen und mit den in Scheiben geschnittenen Roggenbrötchen anrichten.

Pro Portion: 415 kcal, 1745 kJ, 35 g EW, 15 g F, 34 g KH, 429 mg Ca

Kabeljaufilet mit Porreesoße

2 Portionen:

400 g	*Porree*
1 EL	*Butter oder Margarine (10 g)*
2 EL	*Mehl (20 g), Type 1050*
200 ml	*Buttermilch*
250 g	*Kabeljaufilet*
	Zitronensaft
	Salz
2 EL	*Semmelbrösel (20 g)*
1 TL	*Butter oder Margarine (5 g)*

- Den Porree putzen, waschen und in feine Streifen schneiden. In der zerlassenen Butter oder Margarine goldgelb dünsten.

- Anschließend das Mehl über das Gemüse stäuben, anschwitzen und alles mit der Buttermilch auffüllen. Die Soße etwa 5 Minuten kochen lassen, bis sie dicklich wird.

- Inzwischen das Fischfilet unter kaltem Wasser abbrausen, mit Küchenpapier trockentupfen, mit Zitronensaft beträufeln und wenig salzen.

- Eine feuerfeste Form ausfetten und die Hälfte der Soße hineingeben. Das Fischfilet hineinlegen und mit dem Rest der Soße übergießen.

- Zum Schluß die Semmelbrösel über den Auflauf streuen, die Butter oder die Margarine in Flöckchen darauf verteilen und das Fischgericht im vorgeheizten Backofen etwa 20 Minuten bei 200 °C garen.

Tip

Zu diesem Auflauf passen Kartoffeln oder Naturreis und Tomatensalat.

Pro Portion: 300 kcal, 1280 kJ, 32 g EW, 9 g F, 24 g KH, 324 mg Ca

Brokkoli-Schinken-Auflauf

2 Portionen:

300 g	Brokkoli
25 g	Butter oder Margarine
20 g	Mehl
250 ml	Wasser, Brühe oder Brokkoli-Gemüsewasser
75 ml	Sahne, 30 % F.
½ TL	Zitronensaft (3 ml)
	Salz
1	Eigelb
50 g	gekochter Schinken
2	Tomaten (120 g)
25 g	geriebener Käse, 45 % F. i. Tr.

- Den Brokkoli waschen, putzen und in Röschen teilen. Dann kurz in kochendem Salzwasser blanchieren.

- Für die Bechamelsoße aus der Butter oder Margarine und dem Mehl eine helle Mehlschwitze bereiten, dann mit der Flüssigkeit ablöschen. Gut umrühren, wenn die Soße anzudicken beginnt. Noch etwa 10 Minuten ziehen lassen.

- Dann die Sahne in die Soße einrühren und noch einmal aufkochen lassen. Mit Zitronensaft und Salz abschmecken. Die Bechamelsoße vom Feuer nehmen und mit dem Eigelb legieren.

- Den Schinken in Streifen schneiden. Die Tomaten überbrühen, häuten, vierteln und entkernen.

- Den Brokkoli zusammen mit dem Tomatenstücken und den Schinkenstreifen in eine feuerfeste Form geben. Die Bechamelsoße über den Auflauf geben und das Ganze mit dem geriebenen Käse bestreuen.

Pro Portion: 395 kcal, 1645 kJ, 18 g EW, 30 g F, 14 g KH, 296 mg Ca

Putenschnitzel mit Sesamkruste

2 Portionen:

30 g	Sesamsamen
20 g	Petersilie
etwas	Pfeffer
200 g	Putenschnitzel
2 TL	Bratfett (10 g)
500 g	Kartoffeln
400 g	Porree
1 EL	Rahmfrischkäse (20 g), 50 % F. i. Tr.
	Salz, Muskat

- Die Sesamsamen mit der gehackten Petersilie und etwas Pfeffer vermischen. Die Putenschnitzel in dieser Mischung wenden und im heißen Fett von jeder Seite etwa 8 Minuten braten.

- Dazu gibt es Salz- oder Pellkartoffeln und ein Porreegemüse. Für das Gemüse den Porree putzen und waschen, dann als ganzes Stück oder kleingeschnitten gar dünsten.

- Anschließend das Kochwasser etwas binden, den Frischkäse darin auflösen und das Gemüse mit Salz und Muskat abschmecken.

Pro Portion: 545 kcal, 2290 kJ, 44 g EW, 21 g F, 45 g KH, 332 mg Ca

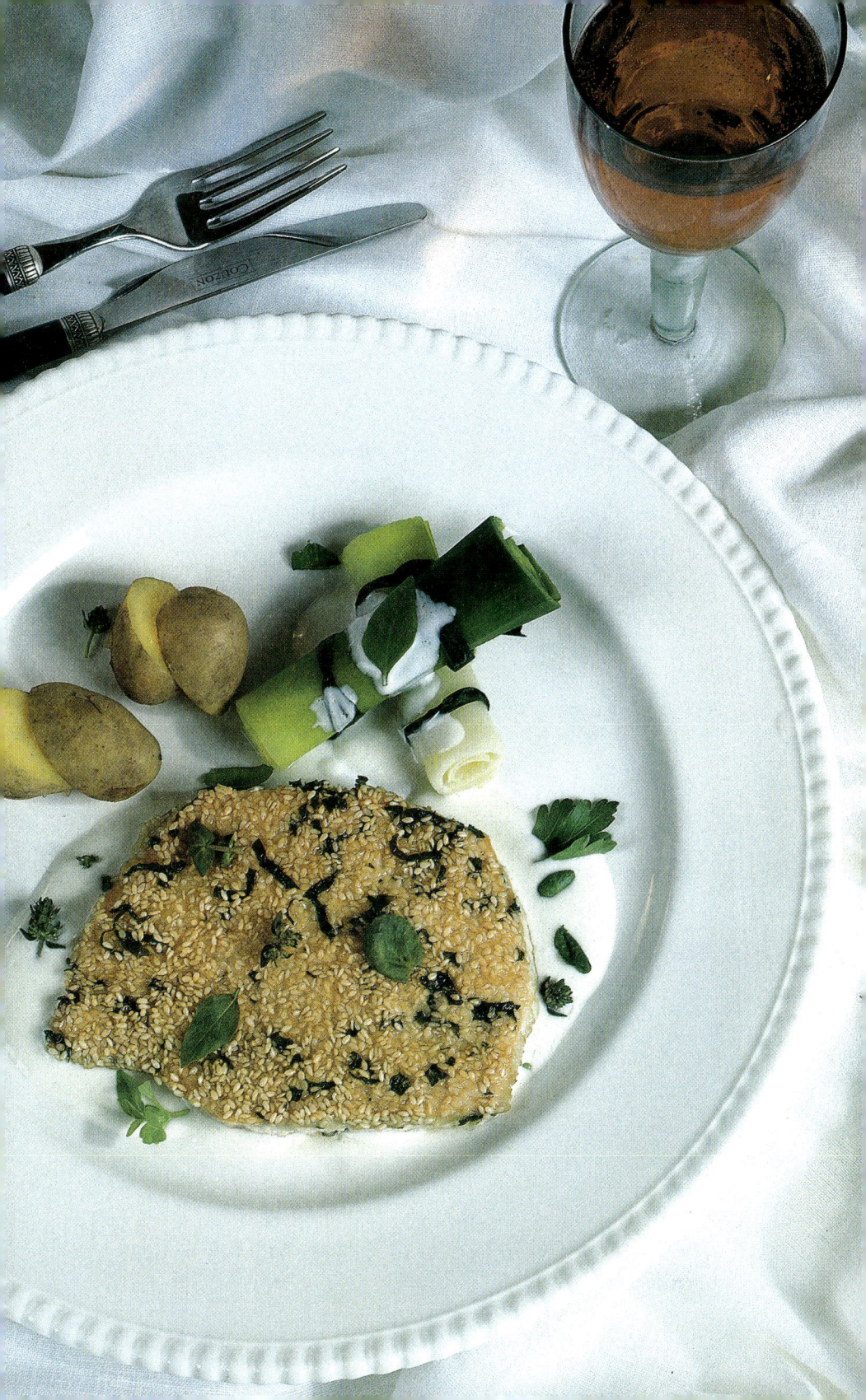

Käseschnitzel mit Joghurtsoße

2 Portionen:

2 Scheiben	Kalbfleisch (250 g)
2 Scheiben	Emmentaler (60 g), 45 % F. i. Tr.
1 EL	Öl (10 g)
	Salz
	Mehl zum Binden
$^1/_2$ Becher	Joghurt (75 g), 1,5 % F.
	frische Kräuter

● Das Kalbfleisch seitlich aufschneiden und mit den Käsescheiben füllen. Danach die Fleischstücke in dem Öl kurz anbraten und mit etwas Wasser aufgießen. Anschließend salzen.

● Jetzt das Mehl gut mit dem Joghurt verrühren und damit den Fleischsaft eindicken. Diese Soße mit frischen Kräutern und Salz würzen.

Tip

Zum Käseschnitzel passen Reis oder Petersilienkartoffeln und viel frischer Salat.

Pro Portion: 295 kcal, 1230 kJ, 37 g EW, 16 g F, 2 g KH, 365 mg Ca

Paprika-Lamm-Ragout

2 Portionen:

300 g	Lammschulter
1 TL	Öl (5 g)
1/2	Zwiebel (20 g)
1	Knoblauchzehe
1/2 Bund	Petersilie
1/2 Becher	Joghurt (75 g)
	Salz, Pfeffer
1/2	roter Paprika (60 g)
1 EL	Crème fraîche (15 g)
25 g	Walnüsse, gehackt

- Das Fleisch in Stücke schneiden und im heißen Öl von allen Seiten anbraten, dann herausnehmen.

- Die Zwiebel und den Knoblauch fein hacken und in derselben Pfanne glasig dünsten, dann den Bratenrückstand mit etwas Wasser unter Rühren ablöschen.

- Jetzt das Fleisch wieder hinzufügen und zwei Drittel der gehackten Petersilie und den Joghurt untermischen. Das Ragout mit Salz und Pfeffer würzen, dann zugedeckt bei schwacher Hitze eine Stunde dünsten lassen.

- Die Paprikaschote in kleine Würfel schneiden und zusammen mit der Crème fraîche zum Ragout geben. Alles noch 5 Minuten weiterdünsten lassen.

- Zum Schluß das Lammragout mit den gehackten Nüssen und der restlichen Petersilie bestreuen.

Tip

Zum Lammragout paßt Porree-Kartoffel-Gratin (siehe S. 112).

Pro Portion: 440 kcal, 1835 kJ, 32 g EW, 32 g F, 6 g KH, 77 mg Ca

Lammkoteletts in Thymiansoße

2 Portionen:

2	Lammkoteletts (200 g)
1 TL	Öl (5 g)
2	Knoblauchzehen
etwas	Thymian
2 EL	Zitronensaft (30 ml)
1 EL	Sahne (15 g), 30 % F.
	Salz, Pfeffer

- Die Lammkoteletts am Rand mehrmals einschneiden und im Öl von beiden Seiten stark anbraten, dann pro Seite nochmals 2–3 Minuten weiterbraten und warm stellen.

- Die Knoblauchzehen gehackt oder als Ganzes mit dem Thymian im Bratfett unter Rühren anschwitzen.

- Jetzt den Zitronensaft und die Sahne in den Bratenfond rühren, diesen aufkochen lassen und mit Salz und Pfeffer abschmecken. Die Soße über die Koteletts gießen.

Tip

Servieren Sie dazu Brokkoli in Käse-Sesam-Soße (siehe S. 106).

Pro Portion: 400 kcal, 1645 kJ, 15 g EW, 37 g F, 1 g KH, 17 mg Ca

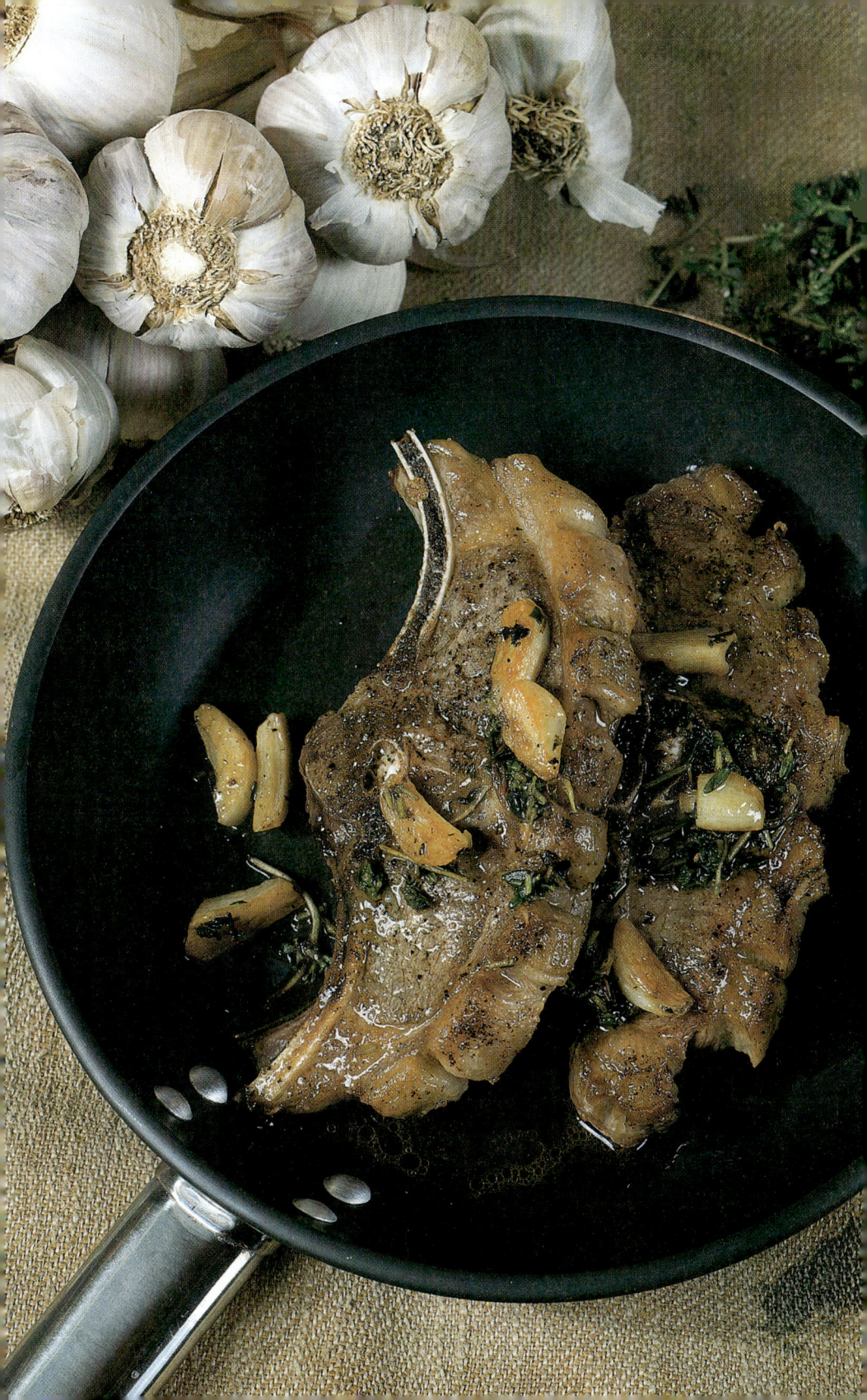

Irish-Stew

2 Portionen:

200 g	Hammel- oder Lammfleisch
2 TL	Öl (10 g)
500 g	Wirsing oder Weißkohl
300 g	Kartoffeln
100 g	Zwiebeln
	Pfeffer, Salz
250 ml	Fleisch- oder Gemüsebrühe (instant)

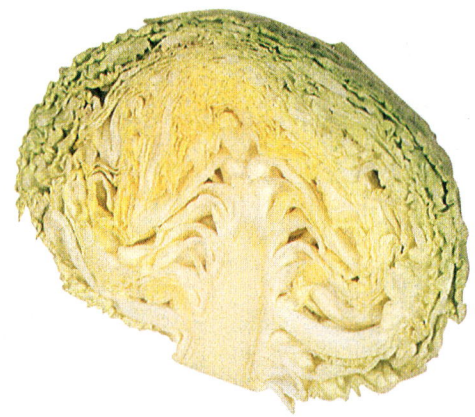

● Das Fleisch würfeln und in einem großen Topf mit dem Öl anbraten.

● Den Kohl putzen, waschen und grob schneiden. Die Kartoffeln und die Zwiebeln schälen, würfeln und abwechselnd mit dem Gemüse über das Fleisch schichten.

● Zwischendurch würzen, die Brühe hinzufügen und alles im geschlossenen Topf bei geringer Hitze etwa 45 Minuten garen.

Pro Portion: 340 kcal, 1445 kJ, 32 g EW, 10 g F, 31 g KH, 169 mg Ca

Bayerische Pizza

4 Portionen:

100 g	Speisequark, Magerstufe
3 EL	Öl (30 g)
1/8 l	Milch (125 ml), 1,5 % F.
300 g	Mehl
1 Pckg.	Backpulver
	Salz

Belag:

400 g	Weißkohl
200 g	Porree
1 EL	Öl (10 g)
	Salz, Pfeffer
	Kümmel
etwas	Wasser
80 g	gekochter Schinken
100 g	geriebener junger Gouda, 45 % F. i. Tr.

- Für den Pizzateig Quark, Öl, Milch, Mehl, Backpulver und Salz zu einem glatten Teig verarbeiten, dann ausrollen und auf ein gefettetes Backblech legen.

- Für den Belag den Weißkohl und den Porree putzen und waschen. Den Kohl fein hobeln, den Porree in dünne Ringe schneiden. Das Gemüse im Öl andünsten und mit Salz, Pfeffer und Kümmel würzen. Mit etwas Wasser angießen und noch etwa 10–15 Minuten dünsten.

- Die Tomaten häuten, den Schinken fein würfeln und beide Zutaten auf dem Teig verteilen. Den Weißkohl darübergeben und alles mit dem geriebenen Käse bestreuen.

- Die Pizza im Backofen bei 175 °C etwa 30 Minuten backen.

Pro Portion: 515 kcal, 2180 kJ, 25 g EW, 19 g F, 62 g KH, 409 mg Ca

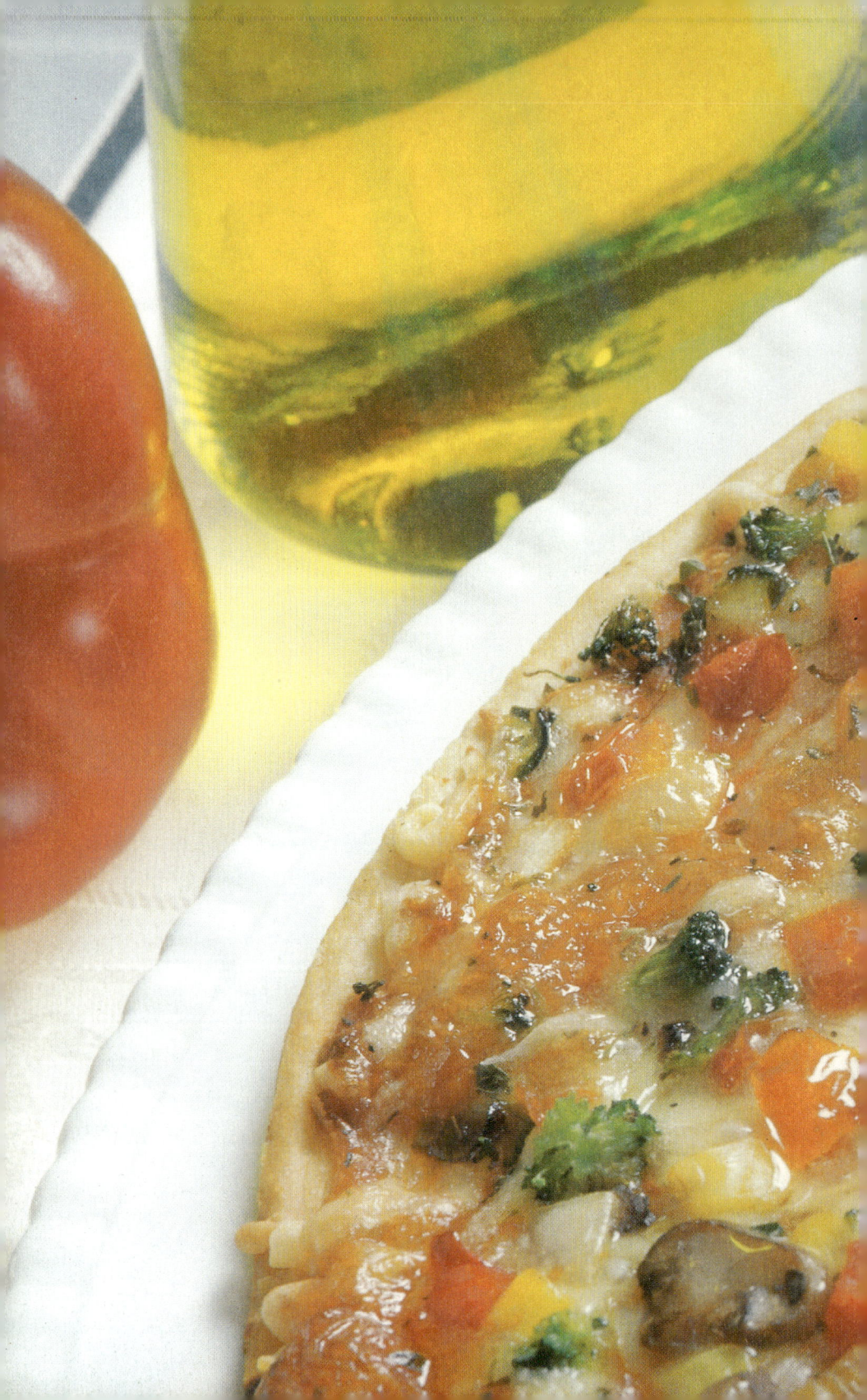

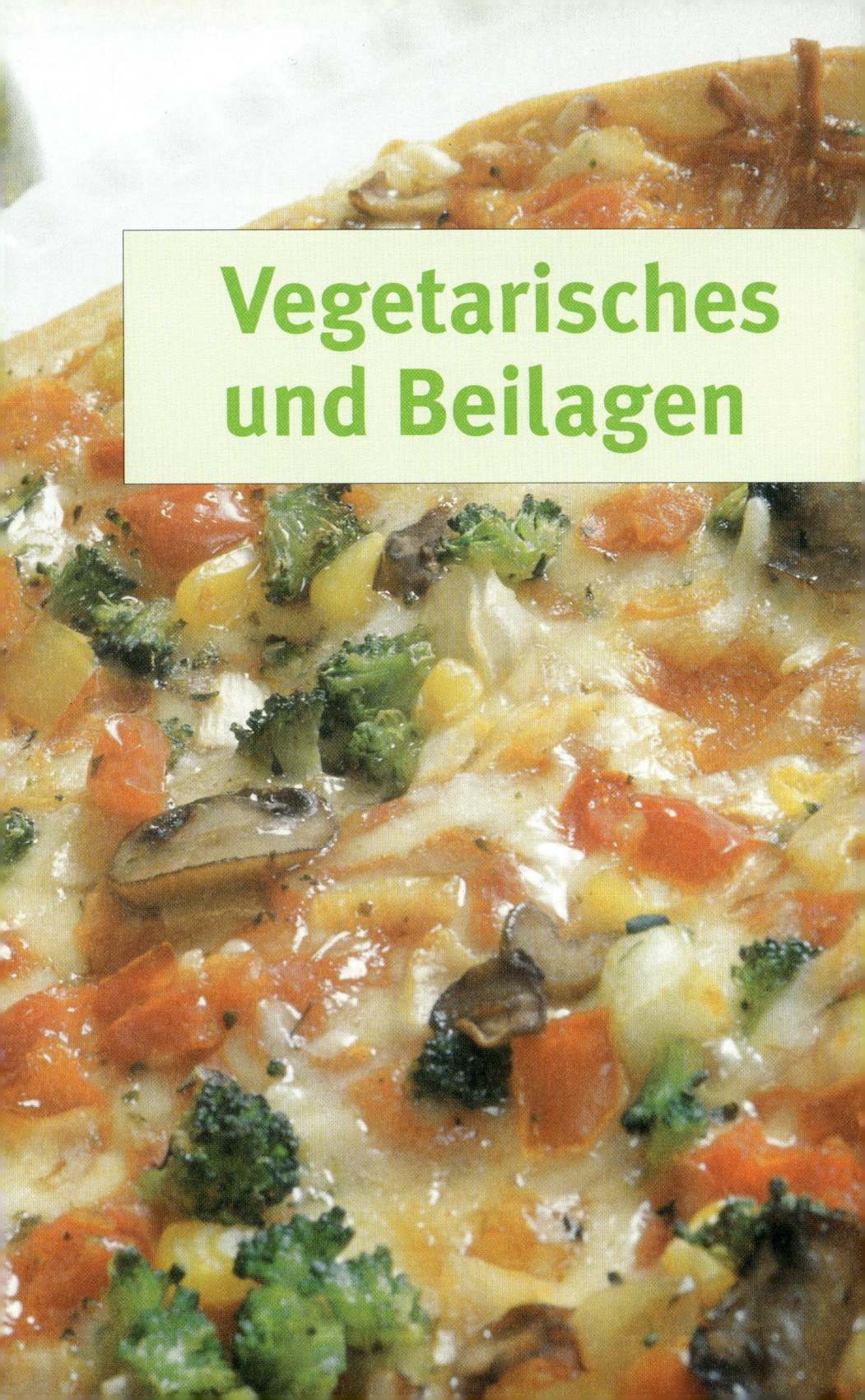

Vegetarisches und Beilagen

Brokkoli in Käse-Sesam-Soße

2 Portionen:

400 g	Brokkoli
2 kleine	Zwiebeln (60 g)
1 TL	Öl (5 g)
2 EL	Rahmfrischkäse (60 g), 50 % F. i. Tr.
2 EL	Sesamsamen (20 g)

● Den Brokkoli putzen, waschen und in Röschen zerteilen, dann in wenig Wasser gar dünsten. Das Gemüse herausnehmen und warm halten. Das Kochwasser beiseite stellen.

● Für die Soße die kleingeschnittenen Zwiebeln in wenig Öl andünsten, dann mit dem Brokkoli-Kochwasser ablöschen. Den Frischkäse in der Soße auflösen.

● Die Sesamsamen in einer Pfanne rösten und vor dem Servieren über den Brokkoli streuen. Dazu die Soße reichen.

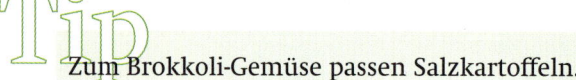

Tip Zum Brokkoli-Gemüse passen Salzkartoffeln.

Pro Portion: 230 kcal, 950 kJ, 13 g EW, 16 g F, 8 g KH, 316 mg Ca

Fenchelschiffchen

2 Portionen:

40 g	Hirse
1/8 l	Gemüsebrühe (125 ml)
2	Fenchelknollen (500 g)
1	Apfel (120 g)
1/2	roter Paprika (60 g)
1/2 Bund	Lauchzwiebeln (100 g)
	grüner Pfeffer
1 EL	Butter oder Margarine (10 g)

Soße:

1/2 Becher	Joghurt (75 g), 1,5 % F.
1	Eigelb
50 g	geriebener Käse, 45 % F. i. Tr.
	Salz, Pfeffer

● Die Hirse in der Gemüsebrühe dünsten und ausquellen lassen.

● In der Zwischenzeit die Fenchelknollen putzen, waschen und so halbieren, daß Schiffchen entstehen. Den festen Innenteil der Knollen würfeln und beiseite stellen.

● Die Fenchelhälften in Salzwasser leicht blanchieren. Den Apfel, den Paprika und den größten Teil der Lauchzwiebeln kleinschneiden und zur gedünsteten Hirse geben. Mit dem grünen Pfeffer würzen.

● Die restlichen Lauchzwiebeln und die Fenchelwürfel kurz in der Butter oder Margarine andünsten und in eine Auflaufform geben.

● Die Fenchelschiffchen darauf legen und mit dem Hirsegemisch füllen.

● Für die Soße den Joghurt mit dem Eigelb und dem geriebenen Käse verrühren und mit Salz und Pfeffer abschmecken.

● Die Fenchelschiffchen im vorgeheizten Backofen bei 200 °C etwa 30 Minuten backen.

Pro Portion: 370 kcal, 1545 kJ, 21 g EW, 17 g F, 33 g KH, 684 mg Ca

Überbackener Fenchel

2 Portionen:

2 mittelgr.	Fenchelknollen (500 g)
100 g	Doppelrahm-Frischkäse, 60 % F. i. Tr.
4 TL	Milch (20 ml), 1,5 % F.
	Basilikum

● Die Fenchelknollen waschen, der Länge nach halbieren und in Salzwasser etwa 20 bis 25 Minuten garen.

● Anschließend den Fenchel gut abtropfen lassen und die vier Hälften in eine Auflaufform legen.

● Den Frischkäse mit der Milch verrühren und mit Basilikum würzen. Diese Käsecreme auf die Fenchelknollenhälften streichen und im Backofen oder unter dem Grill überbacken.

Pro Portion: 235 kcal, 975 kJ, 12 g EW, 17 g F, 9 g KH, 324 mg Ca

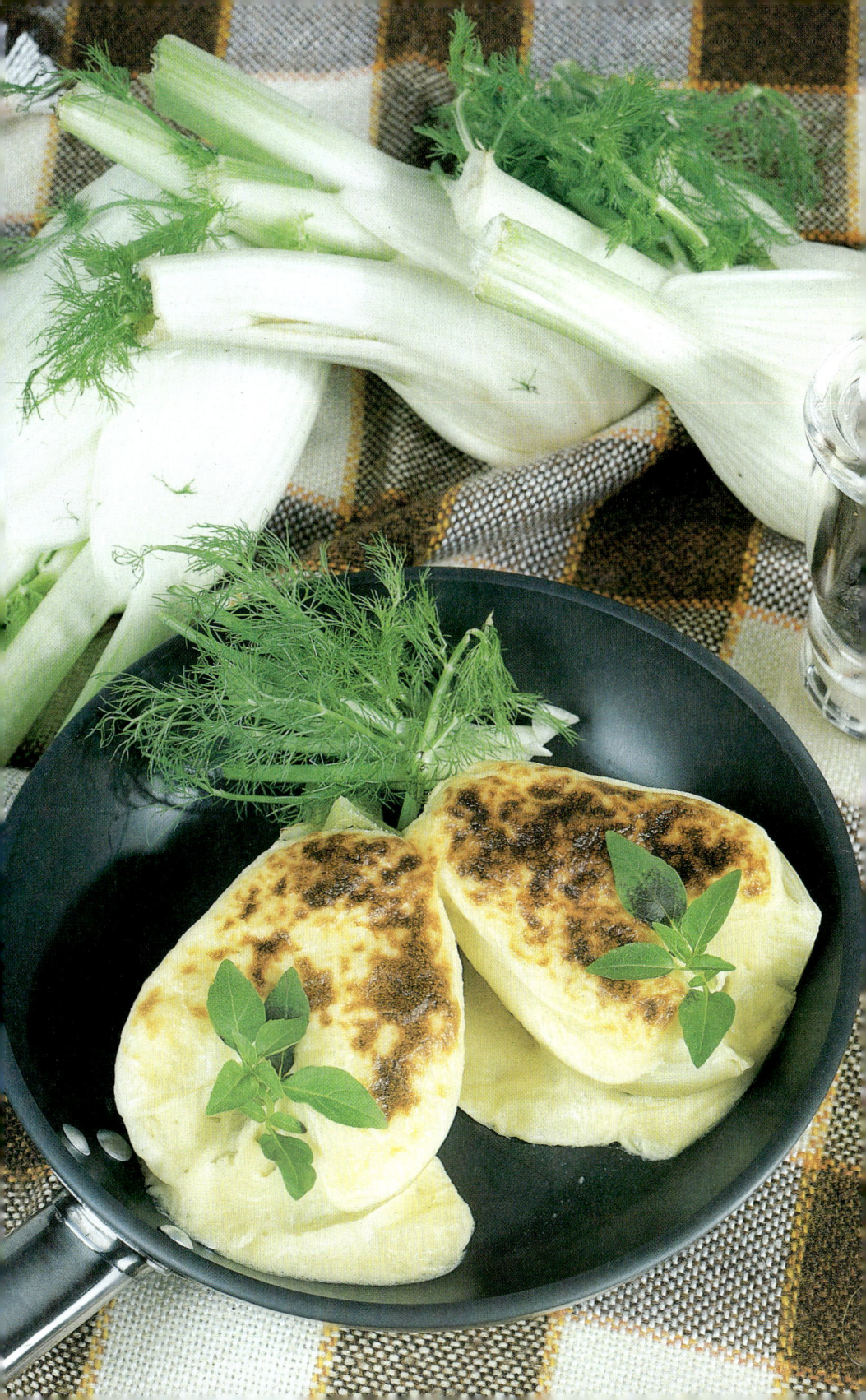

Wirsingrouladen mit Tofu

2 Portionen:

1	*Möhre (100 g)*
4	*Wirsingblätter (300 g)*
1 l	*Wasser oder Gemüsebrühe*
1/2	*Zwiebel (30 g)*
1 EL	*Öl (10 g)*
40 g	*Hirse*
1/4 l	*Wasser oder Gemüsebrühe*
1/2	*Ei*
75 g	*Tofu*
	Kurkuma, Pfeffer, Jodsalz
1/2	*Möhre (50 g)*
3 EL	*Gemüsebrühe (50 ml)*
2 EL	*geriebener Käse (20 g), 45 % F. i. Tr.*

- Die Möhre schälen und zusammen mit den Wirsingblättern im Wasser blanchieren.

- Die Zwiebel abziehen, in Würfel schneiden und im Öl glasig dünsten. Die Hirse heiß waschen, zu den Zwiebeln geben und mit Wasser oder Gemüsebrühe auffüllen. Die Hirse aufkochen und ausquellen, dann etwas abkühlen lassen.

- Das Ei mit dem kleingewürfelten Tofu mischen und mit Kurkuma, Pfeffer und Jodsalz würzen.

- Jeweils 2 Wirsingblätter übereinander legen und die Hirsemasse darauf verteilen. Die Rouladen aufrollen.

- Die halbe Möhre in die Mitte einer gefetteten Auflaufform stecken und die Rouladen zu beiden Seiten legen. Mit der Gemüsebrühe angießen.

- Zum Schluß den geriebenen Käse über die Rouladen streuen und im vorgeheizten Backofen bei 180 bis 200 °C etwa 20 Minuten überbacken.

Pro Portion: 260 kcal, 1090 kJ, 14 g EW, 13 g F, 23 g KH, 228 mg Ca

Tofu-Bratlinge

2 Portionen:

125 g	Tofu
1 Bund	Schnittlauch
$^1/_2$	Zwiebel (30 g)
1	Eigelb
3 EL	Semmelbrösel (30 g)
	Salz, Pfeffer
2–3 EL	Öl (25 g)
75 g	Champignons
1 EL	geriebener Gouda (5 g), 45 % F. i. Tr.
125 g	Zucchini
1 kleine	Knoblauchzehe
4 EL	Joghurt (80 g), 1,5 % F.

● Den Tofu mit einer Gabel zerdrücken, den Schnittlauch und die Zwiebel kleinschneiden. Den Tofu mit dem Eigelb, 2 Eßlöffel der Semmelbrösel, dem Schnittlauch und der Zwiebel verrühren. Mit Salz und Pfeffer würzen.

● Frikadellen formen und in einem Teil des Öls kurz anbraten. Herausnehmen und die kleingeschnittenen Pilze ebenfalls im Öl andünsten.

● Die gedünsteten Pilze, die restlichen Semmelbrösel und den geriebenen Käse über die Tofu-Bratlinge streuen. Das Gericht in einer gefetteten Auflaufform bei 200–220 °C kurz überbacken.

● Für die Soße die Zucchini waschen, putzen und kleinschneiden. Zusammen mit dem kleingehackten Knoblauch im restlichen Öl andünsten, dann den Joghurt zugeben. Nach Geschmack salzen.

● Die Soße mit dem gehackten Schnittlauch anrichten und zu den Tofu-Bratlingen servieren.

Pro Portion: 305 kcal, 1265 kJ, 13 g EW, 21 g F, 17 g KH, 188 mg Ca

Porree-Kartoffel-Gratin

2 Portionen:

1–1 $^1/_2$ Stangen	*Porree (250 g)*
400 g	*Kartoffeln*
wenig	*Salz und Pfeffer*
50 g	*Edelpilzkäse, 50 % F. i. Tr.*
75 ml	*Milch, 1,5 % F.*
75 g	*saure Sahne, 10 % F.*
1 EL	*Semmelbrösel (10 g)*

- Die Porreestangen halbieren, waschen und in fingerdicke Streifen schneiden. Die Kartoffeln schälen, in dünne Scheiben schneiden und mit dem Porree mischen.

- Das Gemüse mit Salz und Pfeffer würzen und in eine gefettete Auflaufform geben.

- Den Edelpilzkäse bei geringer Hitze etwas erwärmen und durch ein Sieb streichen. Mit der Milch und der Sahne glattrühren.

- Diese Mischung über die Porree-Kartoffel-Masse geben und mit den Semmelbröseln bestreuen.

- Den Gratin im vorgeheizten Backofen etwa 60–75 Minuten bei 175 °C ohne Deckel backen.

Pro Portion: 340 kcal, 1425 kJ, 15 g EW, 12 g F, 40 g KH, 340 mg Ca

Kartoffel-Zucchini-Auflauf

2 Portionen:

250 g	Kartoffeln
200 g	Zucchini
1 TL	Butter oder Margarine (zum Ausfetten der Form) (5 g)
50 g	Schafskäse
1	Ei
1/8 l	Milch (125 ml), 1,5 % F.
5 g	Maisstärkemehl
1/8 l	Gemüsebrühe (125 ml)
	Pfeffer, Salz
	Oregano

- Die geschälten Kartoffeln und die Zucchini in Scheiben schneiden und in eine gefettete Auflaufform schichten. Dazwischen den Schafskäse in kleinen Würfeln mischen.

- Das Ei und die Milch verrühren. Das Maisstärkemehl in der kalten Gemüsebrühe anrühren und die Gewürze dazugeben. Die Gemüsebrühe mit der Eiermilch vermischen und über den Auflauf gießen.

- Den Auflauf bei 220 °C etwa 45 Minuten backen.

Pro Portion: 260 kcal, 1090 kJ, 14 g EW, 11 g F, 26 g KH, 240 mg Ca

Tomaten-Kartoffel-Auflauf

2 Portionen:

750 g	*Kartoffeln*
1 kleine	*Zwiebel (30 g)*
1 TL	*Öl (5 g)*
1 TL	*Butter oder Margarine (5 g)*
	Salz, Muskat, Curry
	Majoran, Liebstöckel, Petersilie Schnittlauch
80 g	*Gouda oder Emmentaler, 45 % F. i. Tr.*
1	*Fleischtomate (100 g)*
4 EL	*Joghurt (80 g), 1,5 % F.*
50 g	*grob geriebener Käse, 45 % F. i. Tr.*
etwas	*Hefeflocken*
2 EL	*Butter oder Margarine (10 g)*

● Die Kartoffeln nicht ganz weich kochen, dann schälen und in Scheiben schneiden. In der Zwischenzeit die Zwiebel fein hacken und in etwas Öl anrösten.

● Die Kartoffeln in eine mit Butter oder Margarine gefettete Auflaufform etwa 2–3 cm hoch schichten, mit den Gewürzen und Kräutern bestreuen und mit den Käsescheiben belegen.

● Die Tomate in Würfel schneiden und mit den gerösteten Zwiebelstücken über den Auflauf geben. Mit dem Joghurt bestreichen.

● Den Auflauf noch einmal würzen und mit den restlichen Kartoffelscheiben belegen.

● Mit dem geriebenen Käse und den Hefeflocken bestreuen. Die Butter oder Margarine in Flöckchen obenauf setzen und den Auflauf noch einmal mit Kräutern bestreuen.

Pro Portion: 615 kcal, 2580 kJ, 27 g EW, 29 g F, 60 g KH, 656 mg Ca

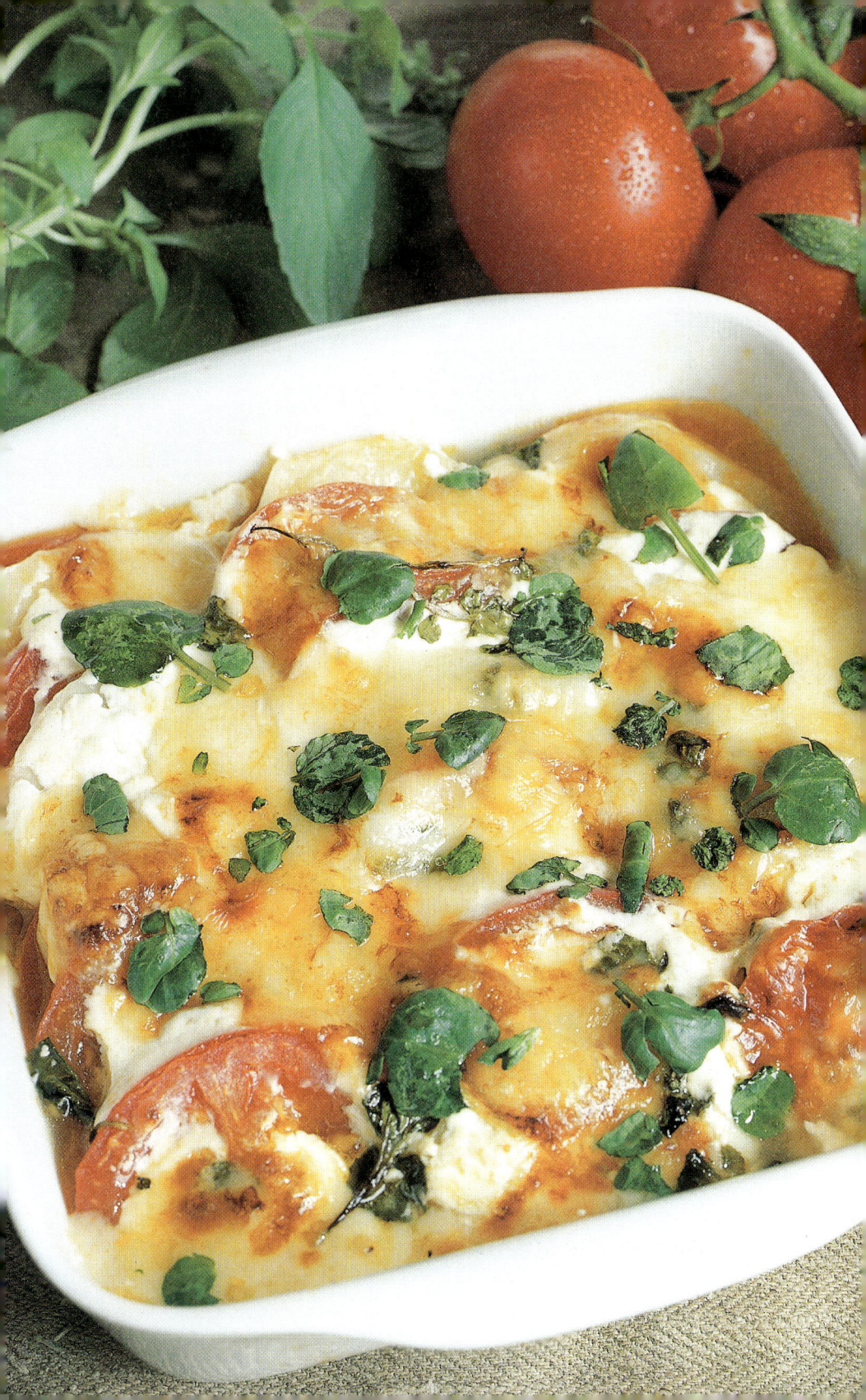

Porree-Kartoffel-Auflauf

2 Portionen:

450 g	*Kartoffeln*
100 g	*Champignons*
375 g	*Porree*
1	*Apfel (120 g)*
125 g	*Crème fraîche, 30 % F.*
1	*Eigelb*
2 ¹/₂ EL	*geriebener Emmentaler (25 g)*
	Salz, Pfeffer

● Die Kartoffeln schälen und in sehr dünne Scheiben schneiden. Davon ein Drittel in eine gefettete Auflaufform geben.

● Die Champignons, den Porree und den Apfel waschen und in dünne Scheiben bzw. Ringe schneiden und mischen. Die Hälfte dieser Gemüsemischung auf den Kartoffelscheiben verteilen.

● Darauf ein weiteres Drittel der Kartoffelscheiben geben, dann das restliche Gemüse auf dem Auflauf verteilen. Mit den restlichen Kartoffeln abschließen.

● Die Crème fraîche, das Eigelb und den geriebenen Käse verrühren und mit Salz und Pfeffer würzen. Diese Masse über den Auflauf gießen.

● Den Porree-Kartoffel-Auflauf bei 180 °C im Backofen etwa 45 Minuten goldgelb backen.

Pro Portion: 510 kcal, 2130 kJ, 17 g EW, 27 g F, 48 g KH, 378 mg Ca

Vollkornnudelauflauf mit Käse

2 Portionen:

100 g	Vollkornnudeln
200 g	Pilze
200 g	Tomaten
100 g	Zwiebeln
2–3 EL	Öl (25 g)
2	Eier
50 g	geriebener Käse, 45 % F. i. Tr.
knapp $^1/_4$ l	Milch, 1,5 % F.

● Die Vollkornnudeln in Salzwasser bißfest kochen. In der Zwischenzeit die Pilze und Tomaten putzen, waschen und zusammen mit den Zwiebeln zerkleinern. Das Gemüse im Öl andünsten.

● Die Hälfte der Nudeln in eine Auflaufform schichten, dann das gedünstete Gemüse darauf geben und den Auflauf mit den restlichen Nudeln bedecken.

● Die Eier, den Käse und die Milch verrühren und über den Auflauf gießen. Bei 200–220 °C etwa 20 Minuten backen.

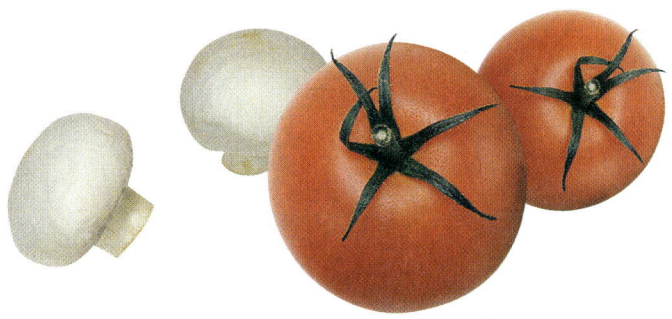

Pro Portion: 545 kcal, 2270 kJ, 27 g EW, 30 g F, 42 g KH, 405 mg Ca

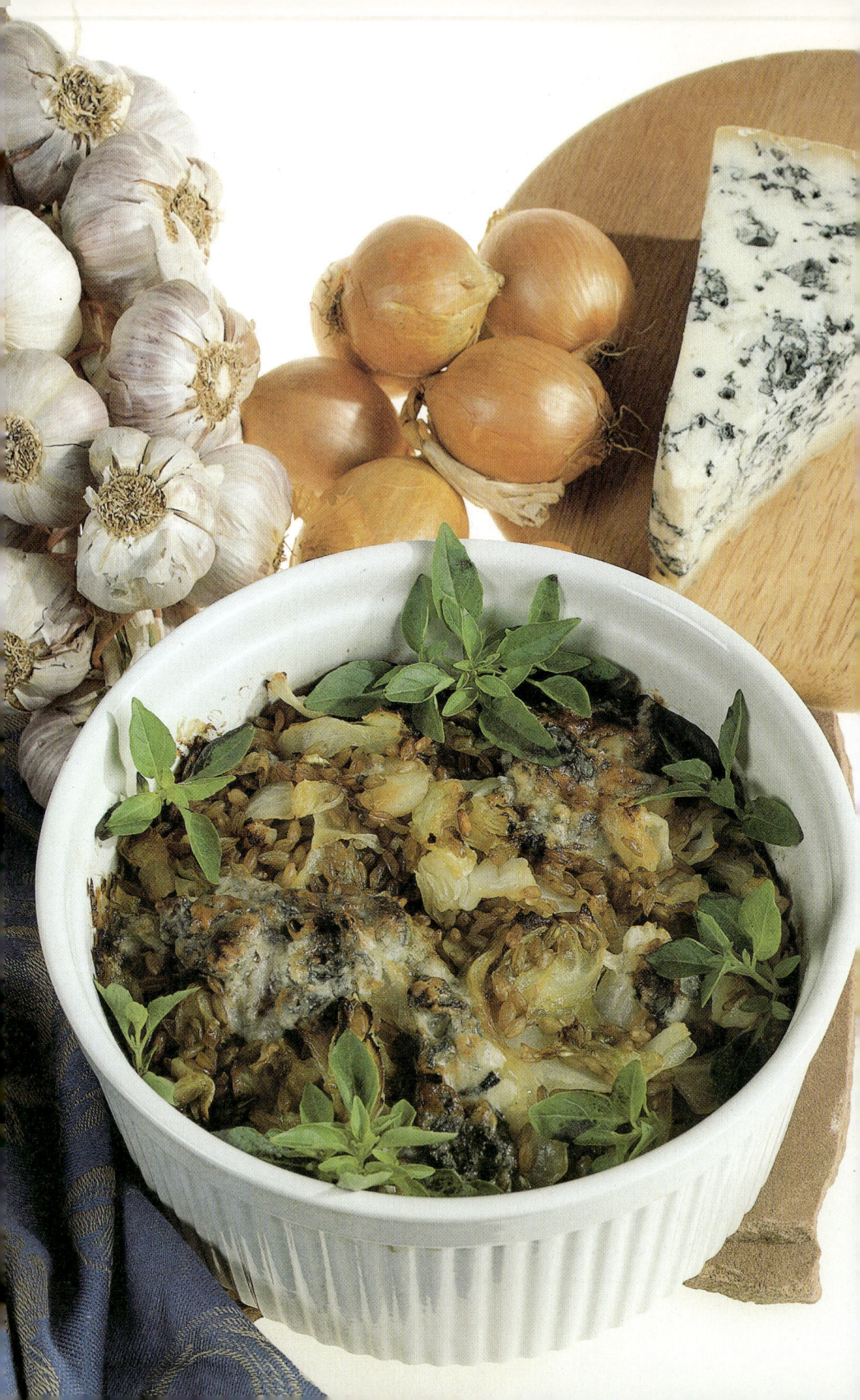

Grünkern-Grünkohl-Auflauf

2 Portionen:

1 kleine	Zwiebel (25 g)
¹/₂	Knoblauchzehe
1 TL	Butter oder Margarine (5 g)
¹/₂ Paket	tiefgefrorener Grünkohl (150 g)
¹/₈ l	klare Gemüsebrühe (125 ml)
	Salz, Pfeffer
¹/₂ Packg.	Grünkernbratlinge (Fertigprodukt; 100 g)
75 g	zerbröselter Gorgonzola
50 g	saure Sahne, 10 % F.
¹/₂	Ei
2 EL	Milch (30 ml), 1,5 % F.
	Muskat, Pfeffer, Jodsalz
1 EL	Sonnenblumenkerne (10 g)

● Die Zwiebel und die Knoblauchzehe schälen, fein würfeln und im Fett glasig dünsten. Den Grünkohl hinzufügen und mit der Gemüsebrühe ablöschen. Das Gemüse mit Salz und Pfeffer würzen und zugedeckt 15–20 Minuten dünsten.

● Die Grünkernbratlinge nach Packungsaufschrift anrühren und quellen lassen. Die Masse anschließend unter den Kohl mischen. Die Flüssigkeit, sofern noch vorhanden, einkochen lassen.

● Abwechselnd die Kohl-Grünkern-Mischung und den Gorgonzola in eine Auflaufform geben. Die saure Sahne mit dem halben Ei und der Milch verrühren, mit Muskat, Pfeffer und Jodsalz würzen und über Kohl und Käse geben.

● Den Auflauf mit den Sonnenblumenkernen bestreuen und auf der mittleren Schiene 45 Minuten bei 200 °C backen.

Pro Portion: 425 kcal, 1780 kJ, 21 g EW, 23 g F, 34 g KH, 419 mg Ca

Kartoffel-Käse-Auflauf

2 Portionen:

500 g	Kartoffeln
1/2 Stange	Porree (100 g)
1 kleine	Zwiebel (50 g)
1	Möhre (80 g)
1/2	Paprikaschote (100 g)
1 EL	Butter oder Margarine (10 g)
80 g	Schnittkäse, 45 % F. i. Tr.
	Pfeffer, Salz
	Majoran, Paprikapulver
2	Eier
1/8 l	Milch (125 g), 1,5 % F.

- Die Kartoffeln waschen, in der Schale garen und gleich danach pellen. Dann abkühlen lassen und in Scheiben schneiden.

- Die Porreestange halbieren, waschen und in feine Streifen schneiden. Die Zwiebel schälen und fein würfeln. Die Möhre und den Paprika putzen, waschen und ebenfalls würfeln.

- Den Porree, die Zwiebel und die Möhre in der Butter oder Margarine andünsten. In der Zwischenzeit den Käse würfeln.

- Das angedünstete Gemüse mit den Paprika- und Käsewürfeln mischen und mit den Gewürzen abschmecken. Alles in eine gefettete Auflaufform geben.

- Die Eier mit der Milch verquirlen, über den Auflauf gießen und im vorgeheizten Backofen bei 220 °C in etwa 30 Minuten goldbraun backen.

Pro Portion: 495 kcal, 2080 kJ, 25 g EW, 22 g F, 48 g KH, 517 mg Ca

Überbackene Spinatklöße

2 Portionen:

200 g	feines Weizen- oder Dinkelvollkornmehl
1	Ei
ca. $\frac{1}{8}$ l	Wasser (125 ml)
125 g	tiefgefrorener Spinat
1 kleine	Zwiebel (30 g)
25 g	Butter oder Margarine
ca. 5 EL	Sahne (75 g) oder Joghurt (100 g)
	Muskat
25 g	Parmesan
10 g	geriebener Gouda oder Emmentaler, 45 % F. i. Tr.

- Zunächst aus Mehl, Ei, Wasser und Spinat einen Teig bereiten. Daraus kleine Klöße formen und in Salzwasser etwa 15 Minuten gar ziehen lassen.

- Die abgezogene, kleingehackte Zwiebel in Butter oder Margarine anschwitzen, mit der Sahne oder dem Joghurt aufgießen und mit Muskat würzen. Dann den geriebenen Käse untermischen.

- Die Klöße in eine gefettete Auflaufform legen und mit dem Sahne-Käse-Gemisch bestreichen.

- Die Spinatklöße im vorgeheizten Backofen bei 230 °C etwa 10 Minuten überbacken.

Tip

Zu den Spinatklößen paßt viel frischer Salat.

Pro Portion: 545 kcal, 2290 kJ, 24 g EW, 21 g F, 65 g KH, 407 mg Ca

Makkaroni-Brokkoli-Kuchen

6 Portionen:

	Backpapier für die Form
250 g	Makkaroni
1 kg	Brokkoli
150 g	Schlagsahne, 30 % F.
100 g	Joghurt, 1,5 % F.
3	Eier
1 Bund	Basilikum
100 g	geriebener Gouda, 45 % F. i. Tr.
	Paprikapulver „edelsüß"
	Salz, Pfeffer
2 Beete	Kresse

Tomatensoße:

1	Ei
	Salz
1 EL	Zitronensaft
75 ml	Sonnenblumenöl
150 g	saure Sahne (150 g), 10 % F.
2 EL	Tomatenmark
	Pfeffer
1 große	Tomate (100 g)

- Eine Kastenform (28 cm lang) mit Backpapier auslegen. Die Makkaroni nach Packungsanweisung in reichlich Salzwasser garen, dann abgießen, abtropfen lassen und abschrecken.

- Den Brokkoli in Röschen zerteilen und waschen. Stiele nicht verwenden. Den Brokkoli in kochendem Salzwasser 2 Minuten blanchieren.

- Ein Drittel des Brokkolis in der Schlagsahne und dem Joghurt pürieren. Dann die Eier zugeben und alles gut vermengen.

- Das Basilikum von den Stielen zupfen und fein hacken, dann mit dem Gouda unter die Brokkoli-Sahne mischen. Diese Mischung kräftig mit Paprikapulver, Salz und Pfeffer abschmecken.

- Die Makkaroni und die Brokkoliröschen abwechselnd in die Kastenform schichten. Den Brokkoli jeweils mit einem Teil der Brokkoli-
  Sahne begießen. Die letzte Schicht sollen Makkaroni sein. Diese mit
  der restlichen Brokkoli-Sahne übergießen.

- Den Kuchen in den kalten Backofen stellen und bei 175 °C etwa
  40 Minuten backen.

- Währenddessen die Tomatensoße zubereiten: Das Ei trennen, das
  Eigelb mit Salz und Zitronensaft cremig aufschlagen. Das Öl zuerst
  tropfenweise, dann in dünnem Strahl mit dem Handrührgerät
  unterschlagen, bis eine Creme entsteht.

- Die saure Sahne und das Tomatenmark unterrühren und die Soße
  mit Salz und Pfeffer abschmecken. Das Eiweiß mit einer Prise Salz
  steif schlagen und unter die Soße heben.

- Die Tomate waschen, halbieren und entkernen. Die Hälften würfeln
  und vorsichtig mit der Soße mischen; diese dann abkühlen lassen.

- Den fertigen Kuchen mit Alufolie verschließen und abkühlen lassen.
  Dann auf eine Platte stürzen, das Backpapier entfernen und in
  Scheiben schneiden. Mit der Kresse dekorieren und dazu die Toma-
  tensoße reichen.

Pro Portion: 320 kcal, 1325 kJ, 13 g EW, 19 g F, 23 g KH, 251 mg Ca

Gemüsecurry mit Bananen

2 Portionen:

$^1/_2$	Blumenkohl (250 g)
100 g	Brokkoli
$^1/_2$ Stange	Porree (100 g)
1	Möhre (80 g)
1 EL	Butterschmalz (10 g)
$^1/_2$	Zwiebel (30 g)
1	Banane (100 g)
1	Knoblauchzehe
2 TL	Currypulver (6 g)
1 Becher	Sahnejoghurt (150 g), 10 % F.
	Salz, Pfeffer

● Das Gemüse putzen und waschen. Den Blumenkohl und den Brokkoli in Röschen teilen, die Stiele fein schneiden. Den Porree und die Möhre in Scheiben schneiden.

● Das Butterschmalz in einem Topf erhitzen, die fein gewürfelte Zwiebel mit der gewürfelten Banane darin andünsten. Die Knoblauchzehe dazupressen und das Currypulver darüberstäuben.

● Das Gemüse nacheinander im Topf andünsten, dann mit dem verquirlten Joghurt übergießen und etwa 30 Minuten köcheln lassen. Zum Schluß vorsichtig vermischen und mit Salz und Pfeffer abschmecken.

Tip

Zum Gemüsecurry paßt Natur- oder Basmatireis.

Pro Portion: 245 kcal, 1025 kJ, 9 g EW, 13 g F, 21 g KH, 237 mg Ca

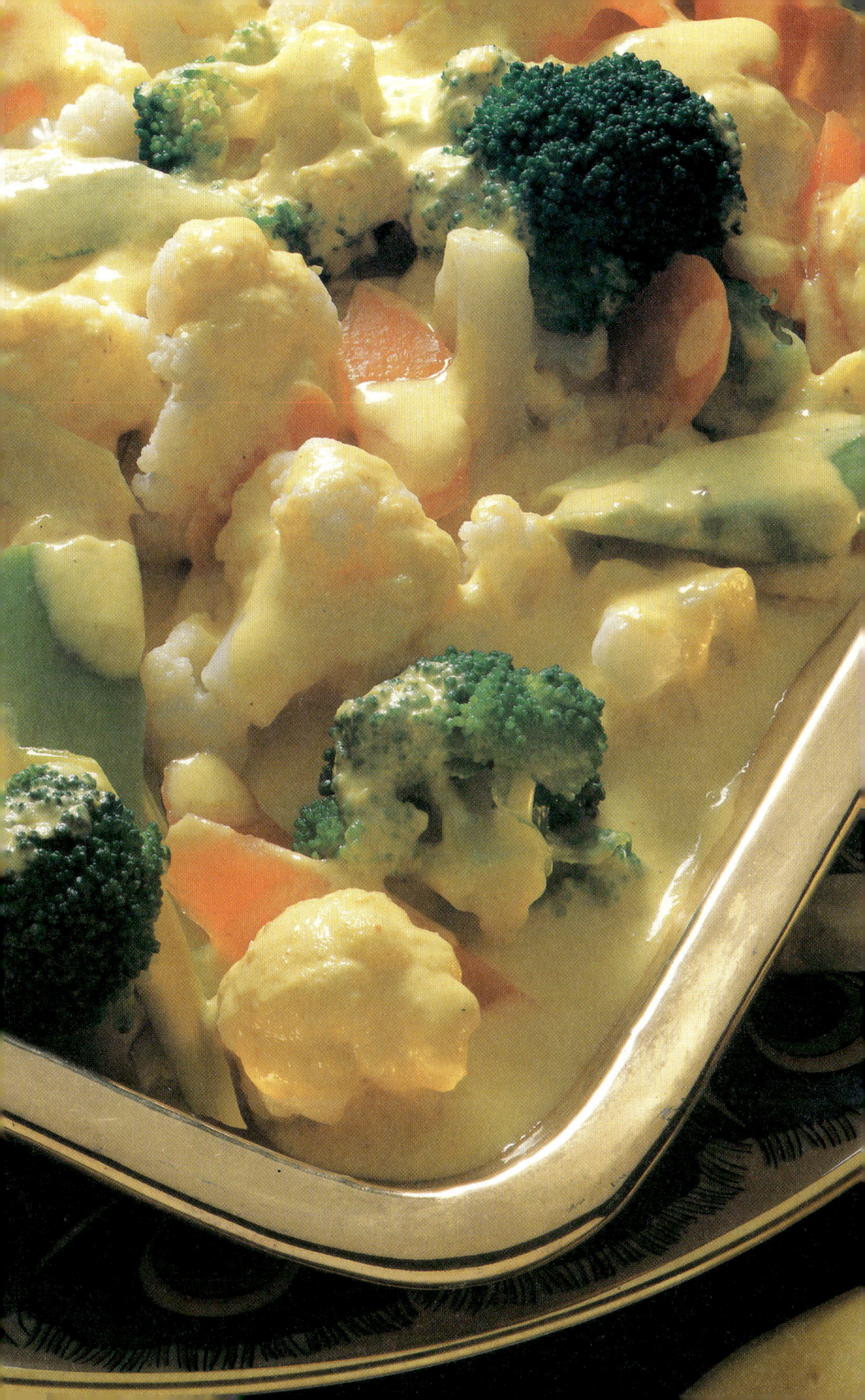

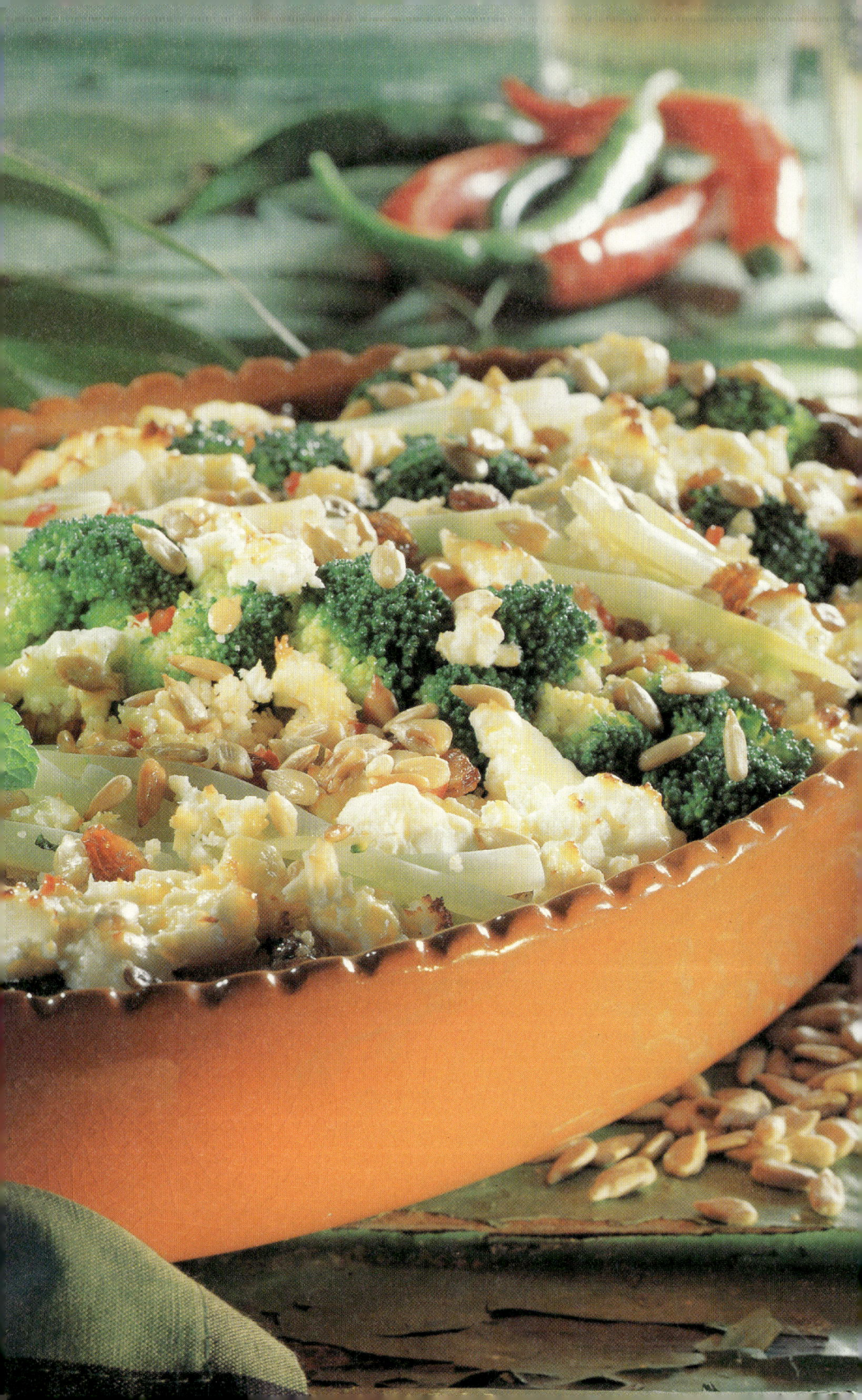

Couscous-Brokkoli-Auflauf

2 Portionen:

125 g	Couscous
200 g	Brokkoli
¹/₂ Zweig	Minze
1	Chili
1 EL	Rosinen (10 g)
¹/₂ TL	Cumin
75 g	Crème fraîche, 30 % F.
3 EL	Sonnenblumenkerne (30 g)
1 Prise	Salz
50 g	Schafskäse

● Zunächst den Couscous nach Packungsanweisung in Wasser garen. Währenddessen den Brokkoli säubern und in Röschen teilen. Die Stiele in Stifte schneiden. Brokkolistifte und -röschen 5 Minuten in Salzwasser blanchieren.

● Die Minze waschen, trockentupfen und kleinhacken. Mit Couscous, Chili, Rosinen, Cumin, Crème fraîche, der Hälfte der Sonnenblumenkerne und Salz vermischen. Anschließend abschmecken.

● Den Brokkoli und die Couscous-Mischung in eine Auflaufform schichten. Zum Schluß den Schafskäse darüberbröseln und die restlichen Sonnenblumenkerne darüberstreuen.

● Den Auflauf bei 200 °C 10 Minuten lang überbacken.

Tip Zum Couscous-Brokkoli-Auflauf paßt neutraler Rahmjoghurt.

Pro Portion: 490 kcal, 2040 kJ, 19 g EW, 25 g F, 47 g KH, 283 mg Ca

Gemüsestrudel

2 Portionen:

$1/4$	Wirsing (150 g)
$1/2$	Zwiebel (30 g)
1	Knoblauchzehe
$1/2$	rote Paprika (60 g)
$1/2$	Fenchelknolle (125 g)
1 TL	Öl (5 g)
2 EL	Sojasoße (20 ml)
1	Möhre (80 g)
$1/4$	Knollensellerie (60 g)
1	Zucchini (200 g)
$1/2$ Packg.	Blätterteig (150 g), tiefgefroren
$1/2$	Mozzarella (60 g)
1	Eigelb
$1/2$ Becher	saure Sahne (100 g), 10 % F.
$1/2$ Becher	Joghurt (100 g), 1,5 % F.
	Salz, Pfeffer
$1/2$ Bund	Schnittlauch (10 g)

● Den Wirsing in einzelne Blätter teilen, große Blattrippen entfernen und die Wirsingblätter blanchieren. Zwiebel und Knoblauch hacken, den Paprika in dickere Streifen schneiden. Den Fenchel vierteln und ebenfalls in Streifen schneiden. Alles in Öl und Sojasoße andünsten.

● Möhre, Sellerie und Zucchini in Streifen schneiden, dazugeben und kurz mitdünsten. Den Teig ausrollen und mit einer Gabel einstechen. Die Wirsingblätter darauf ausbreiten und das Gemüse verteilen.

● Den Mozzarella in Scheiben schneiden und über den Strudel geben, dann diesen einrollen. Die Enden zusammendrücken, mit Eigelb bestreichen und im Backofen bei 220 °C anbacken. Nach 10 Minuten auf 180 °C zurückschalten und in ca. 25 Minuten fertig backen.

● Crème fraîche und Joghurt glattrühren und mit Salz und Pfeffer abschmecken. Den gehackten Schnittlauch dazugeben.

Pro Portion: 635 kcal, 2640 kJ, 21 g EW, 42 g F, 43 g KH, 498 mg Ca

Gemüsereis mit Kräuterquark

2 Portionen:

2 kleine	Zwiebeln (60 g)
1 EL	Öl (10 g)
100 g	Vollkornreis
375 ml	Gemüsebrühe
150 g	Staudensellerie
je 1	rote, grüne und gelbe Paprikaschote (insgesamt 350 g)
	Salz, Pfeffer
2 EL	Kürbiskerne (20 g)

Kräuterquark:

250 g	Speisequark, Magerstufe
4 EL	Joghurt (80 g), 1,5 % F.
2 EL	Sahne (30 g), 30 % F.
evtl.	Zitronensaft
1 EL	frische, gehackte Kräuter
	Salz, Pfeffer

- Die Zwiebeln hacken und in Öl andünsten. Den Vollkornreis dazugeben und mit der Gemüsebrühe aufgießen. Etwa 25 Minuten dünsten.

- In der Zwischenzeit den Sellerie putzen, waschen und in Scheiben schneiden. Die Paprikaschoten waschen und würfeln. Beide Gemüse nach 15 Minuten Garzeit zum Reis geben.

- Gemüsereis mit Salz und Pfeffer abschmecken und mit den Kürbiskernen bestreuen.

- Für den Kräuterquark Quark, Joghurt, Sahne, Zitronensaft und Kräuter verrühren. Mit Salz und Pfeffer abschmecken.

Pro Portion: 490 kcal, 2055 kJ, 28 g EW, 18 g F, 54 g KH, 341 mg Ca

Pilzrisotto

2 Portionen:

2	Zwiebeln (80 g)
2	Knoblauchzehen
200 g	frische Champignons
2 TL	Öl (10 g)
80 g	Vollkornreis
ca. 200 ml	Gemüsebrühe
40 g	Parmesan
2 TL	Butter oder Margarine (10 g)
	Salz, Pfeffer

● Die Zwiebeln und den Knoblauch abziehen und klein hacken. Die Champignons waschen und in Scheiben schneiden.

● Das Gemüse im Öl andünsten, dann den Reis zugeben und ebenfalls andünsten.

● Den Reis mit der heißen Gemüsebrühe ablöschen und unter Rühren 20 Minuten garen. Eventuell noch Brühe ergänzen – das Risotto sollte dickflüssig sein.

● Zum Schluß den Parmesankäse und die Butter oder Margarine unter das Pilzrisotto rühren und das Gericht abschmecken.

Tip

Dazu paßt Endiviensalat mit einer Joghurt-Zitronensaft-Soße.

Pro Portion: 315 kcal, 1320 kJ, 13 g EW, 16 g F, 31 g KH, 292 mg Ca

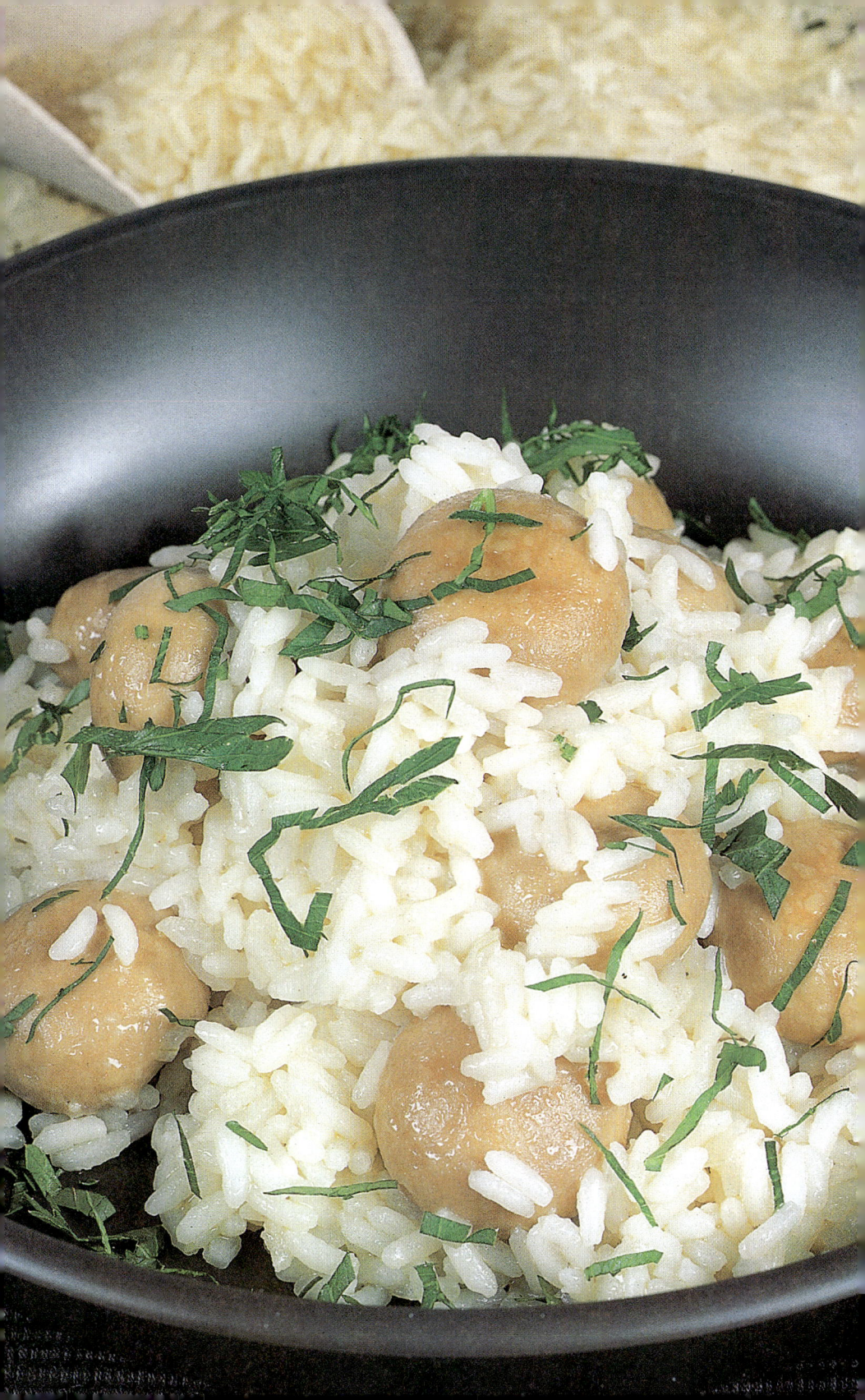

Emmentalersoufflée

2 Portionen:

30 g	*Butter oder Margarine*
40 g	*Vollkornmehl*
ca. 190 ml	*Milch, 1,5 % F.*
	Salz, Muskatnuß
1–2	*Eier*
100 g	*geriebener Emmentaler, 45 % F. i. Tr.*
	Fett und Mehl für die Form

● Die Butter oder Margarine zerlassen, das Mehl einrühren und anschwitzen. Mit der Milch ablösen, dann ständig rühren, bis die Masse aufkocht und dick wird. Dabei mit Salz und Muskat würzen. Anschließend abkühlen lassen.

● Die Eier trennen und die Eigelb nacheinander in die Masse einrühren. Den Käse ebenfalls untermischen.

● Die Eiweiß zu steifem Schnee schlagen und unter die Souffléemasse heben. Diese in eine gefettete, bemehlte Auflaufform füllen und im vorgeheizten Backofen bei 220 °C in 20 Minuten goldbraun backen.

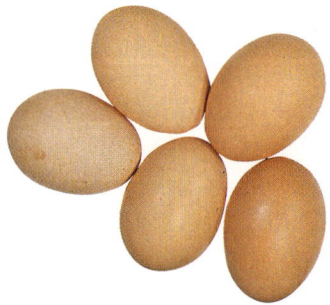

Pro Portion: 450 kcal, 1860 kJ, 23 g EW, 32 g F, 17 g KH, 646 mg Ca

Käsenockerln

2 Portionen:

200 g	*Vollkornmehl*
2	*Eier*
etwas	*Wasser*
50 g	*Käse (Gouda oder Emmentaler), 45 % F. i. Tr.*
3	*Zwiebeln (100 g)*
2 EL	*Öl (20 g)*

● Das Mehl, die Eier und etwas Wasser zu einem zähen Teig verrühren. Mit 2 in Wasser getauchten Teelöffeln kleine Teigstücke
(Nockerln) abstechen. In kochendem Salzwasser gar kochen.

● Die Nockerln lagenweise abwechselnd mit dem geriebenen Käse in
eine Auflaufform schichten. Im vorgeheizten Backofen bei
200–220 °C überbacken (etwa 15 Minuten).

● In der Zwischenzeit die Zwiebeln abziehen und hacken. Im Öl glasig
dünsten. Die Käsenockerln mit den gerösteten Zwiebeln bestreuen.

Tip

Zu den Käsenockerln paßt grüner Salat.

Pro Portion: 605 kcal, 2550 kJ, 24 g EW, 24 g F, 74 g KH, 313 mg Ca

Pellkartoffeln mit Kressequark

2 Portionen:

400 g	Pellkartoffeln
400 g	Speisequark, Magerstufe
1 Becher	Joghurt (150 g), 1,5 % F.
4 EL	Sahne (60 g), 30 % F.
1 Beet	Kresse (10 g)
etwas	weißer Pfeffer
	Kräutersalz

● Die Pellkartoffeln kochen. In der Zwischenzeit den Quark mit dem Joghurt und der Sahne glattrühren. Die gehackte Kresse untermischen und mit Pfeffer und Kräutersalz abschmecken.

● Den Kressequark vor dem Servieren an einem kühlen Ort gut durchziehen lassen.

Tip

Zu diesem Gericht paßt Gurkensalat, mit Öl, Senf, Joghurt, Salz und Pfeffer angemacht.

Pro Portion: 410 kcal, 1720 kJ, 34 g EW, 11 g F, 42 g KH, 381 mg Ca

Polentaschnitte mit Käse

2 Portionen:

150 g	Polenta
500 ml	Wasser
2	Zwiebeln (80 g)
1	Ei
2 EL	Olivenöl (20 g)
2 Scheiben	Emmentaler (60 g), 45 % F. i. Tr.
	Salz

● Die Polenta nach und nach in das kochende Wasser einrühren und unter ständigem Rühren leicht kochen.

● Fertige Polenta auf das leicht geölte Backblech gießen und erkalten lassen. In der Zwischenzeit die Zwiebeln in Ringe schneiden.

● Die Polenta nach dem Erkalten in Vierecke schneiden, im geschlagenen Ei wenden und im Öl ausbacken.

● Die Polentastücke mit den Käsescheiben und Zwiebelringen belegen. Anschließend im Backofen bei 200 °C etwa 15 Minuten überb-

Pro Portion: 510 kcal, 2150 kJ, 19 g EW, 23 g F, 58 g KH, 334 mg Ca

Vollkornspaghetti

2 Portionen:

200 g	*Vollkornspaghetti*
50 g	*Gorgonzola, 55 % F. i. Tr.*
60 g	*Sahne, 30 % F.*
	Salz, Pfeffer
2 EL	*fein gehackte Walnüsse (20 g)*
2 EL	*Parmesankäse (20 g)*
	Basilikum

● Die Vollkornspaghetti in Salzwasser kochen. In der Zwischenzeit den Gorgonzola mit einer Gabel zerdrücken.

● Die Sahne erhitzen, den Käse zugeben und die Zutaten unter Rühren zu einer glatten Soße verkochen. Mit Salz und Pfeffer abschmecken.

● Die Gorgonzolasoße über die Spaghetti geben, mit den fein gehackten Walnüssen und dem würzigen Parmesankäse bestreuen und mit einigen Basilikumblättchen garnieren.

Pro Portion: 575 kcal, 2415 kJ, 20 g EW, 27 g F, 62 g KH, 215 mg Ca

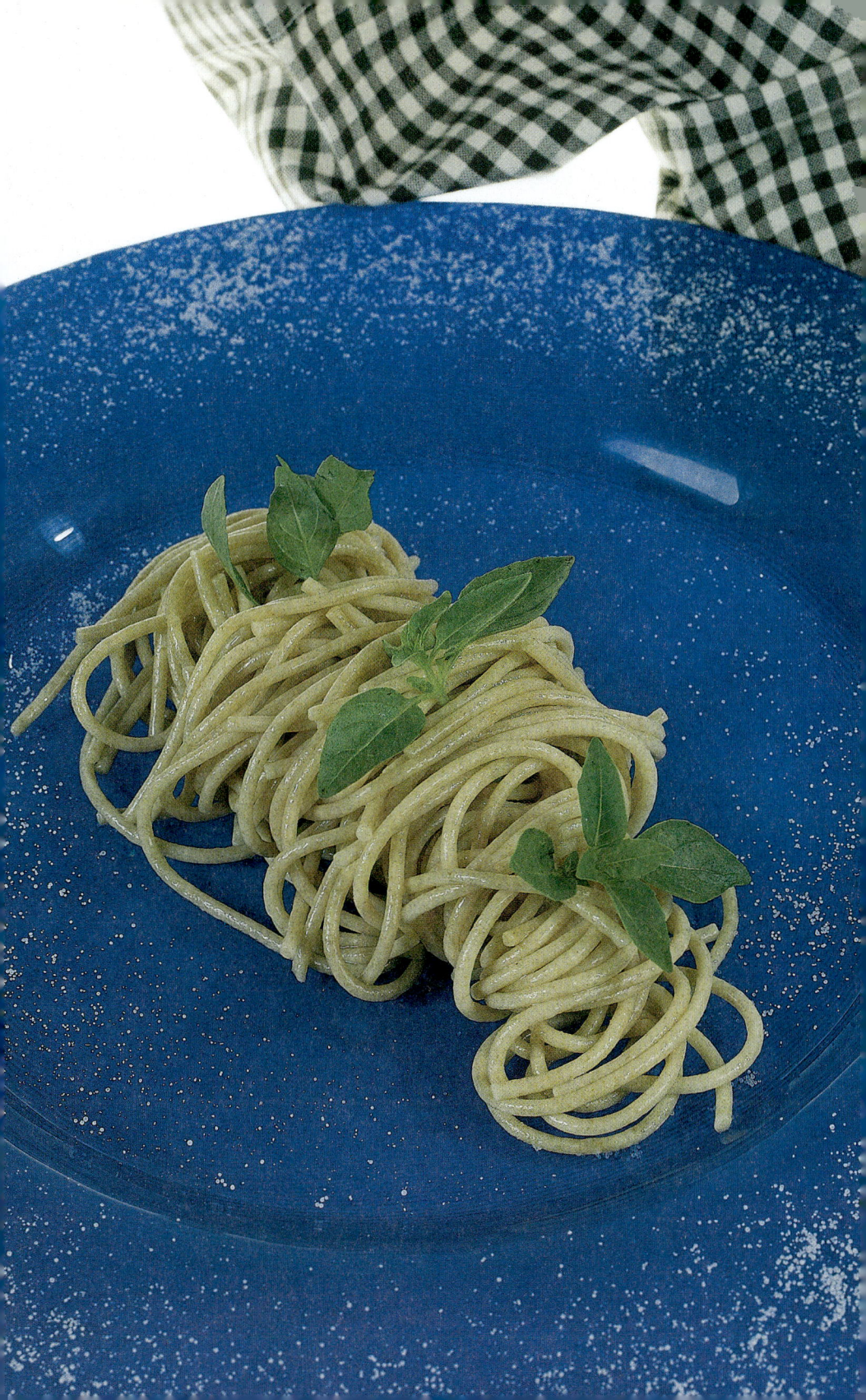

Weizentortillas

2 Portionen:

40 g	fein gemahlener Weizen oder Weizenvollkornmehl
80 ml	Milch, 1,5 % F.
2	Eier
2 EL	Butter oder Margarine (20 g)
1	roter Paprika (150 g)
1–2	Zwiebeln (80 g)
1	Knoblauchzehe
70 g	Weizenkeimlinge
	Thymian, Jodsalz
1 Prise	Cayennepfeffer
2 EL	Öl (20 g)

Quarksoße:

250 g	Speisequark, Magerstufe
80 ml	Milch, 1,5 % F.
2 EL	Schnittlauch
	Jodsalz

● Den gemahlenen Weizen oder das Mehl mit der Milch verrühren und den Teig 20 Minuten ausquellen lassen. Dann die Eier und 1 Eßlöffel der Butter oder Margarine unterrühren.

● In der Zwischenzeit die Paprikaschote waschen, entkernen und würfeln. Die Zwiebeln und den Knoblauch fein hacken. Das Gemüse in 1 Eßlöffel Butter oder Margarine andünsten. Anschließend die Weizenkeimlinge hinzufügen und mit andünsten.

● Das gedünstete Gemüse unter den Pfannkuchenteig mischen und mit den Gewürzen abschmecken. Das Öl in zwei beschichteten Pfannen erhitzen und darin 8–12 kleine Tortillas pro Seite 3 Minuten backen.

● Für die Soße den Quark, die Milch und den Schnittlauch verrühren und mit Jodsalz abschmecken. Kühl stellen.

Pro Portion: 570 kcal, 2385 kJ, 38 g EW, 29 g F, 38 g KH, 324 mg Ca

Blätterteig-Käse-Taschen

2 Portionen:

100 g	*Weizenvollkornmehl*
75 g	*Butter oder Margarine*
200 g	*Speisequark, Magerstufe*
25 g	*Emmentaler, 45 % F. i. Tr.*
1 EL	*Joghurt (20 g), 1,5 % F.*
	Salz
	Paprika- und Kümmelpulver
ca. 4 EL	*Milch (40 ml), 1,5 % F.*
	Kümmel (ganz)

- Zunächst einen Teig aus dem Mehl, der Butter oder Margarine und 75 g des Quarks kneten und ihn anschließend 1–2 Stunden kalt stellen.

- In der Zwischenzeit die Füllung anrühren. Dazu den restlichen Quark (125 g) mit dem Emmentaler und dem Joghurt vermischen und die Quarkmasse mit Salz, Paprika- und Kümmelpulver würzen.

- Den Teig nach dem Ruhen dünn ausrollen und kleine Kreise ausstechen. Diese mit der Füllung bestreichen, einen zweiten Kreis darüberlegen und gut andrücken.

- Die Käsetaschen mit der Milch bepinseln und mit Kümmel bestreuen. Auf einem gefetteten Backblech bei 200 °C etwa 40 Minuten backen.

Tip

Wenn Sie zu den Käsetaschen einen grünen Salat mit Joghurtsauce servieren, erhalten Sie ein leckeres Hauptgericht.

Pro Portion: 565 kcal, 2360 kJ, 24 g EW, 37 g F, 36 g KH, 307 mg Ca

Grünkernbratlinge

2 Portionen:

250 g	Grünkern
100 g	Speisequark, Magerstufe
1 EL	Öl (10 g)
50 g	gemahlene Haselnüsse
	Salz, Muskat

- Den Grünkern 2 Stunden in Wasser einweichen, dann etwa 40–50 Minuten in Wasser oder Gemüsebrühe kochen. Abkühlen lassen und durch ein Sieb streichen.

- Den Grünkern gut mit dem Quark, dem Öl und den Haselnüssen vermischen. Mit Salz und Muskat abschmecken.

- Kleine Teighäufchen auf ein gefettetes Backblech setzen und im vorgeheizten Backofen bei 180 °C 20–30 Minuten backen.

- Stattdessen können die Bratlinge auch in der Pfanne in heißem Fett von beiden Seiten goldgelb gebraten werden.

Pro Portion: 645 kcal, 2705 kJ, 24 g EW, 24 g F, 83 g KH, 143 mg Ca

Kräuter-Frischkäse-Torte

12 Stücke:

100 g	Weizenmehl
1 EL	saure Sahne (20 g), 10 % F.
3	Eier
80 g	Butter oder Margarine
	Salz
200 g	Kräuterfrischkäse, 60 % F. i. Tr.
200 g	Speisequark, Magerstufe
1 EL	gehackter Dill (5 g)
1 TL	gehackte Petersilie (3 g)
	Salz, Pfeffer
1 TL	gehacktes Basilikum (3 g)
1 TL	gehackter Oregano (3 g)

- Für den Teig Mehl, saure Sahne, 1 Ei, Butter oder Margarine und Salz zu einem glatten Teig verkneten und etwa 30 Minuten ruhen lassen.

- Inzwischen Kräuterfrischkäse, Quark, 2 Eigelb sowie Dill und Petersilie zusammen glattrühren und mit Salz und Pfeffer abschmecken.

- Die beiden verbleibenden Eiweiß sehr steif schlagen und unter die Käsecreme ziehen.

- Den Teig ausrollen und eine gefettete Springform damit auslegen. Die Käsecreme auf dem Teig verteilen und mit Basilikum und Oregano bestreuen.

- Die Frischkäse-Torte im vorgeheizten Backofen bei 200 °C 30–40 Minuten backen.

Pro Stück: 140 kcal, 585 kJ, 6 g EW, 10 g F, 7 g KH, 48 mg Ca

Vollkornpizza

4 Portionen:

170 g	Weizenvollkornschrot
1/2 Pckg.	Trockenhefe (3,5 g)
50 g	Weizenmehl Type 1050
80 ml	Milch, 1,5 % F.
70 ml	Wasser
1 EL	Sonnenblumenöl (10 g)
1 TL	Margarine (zum Ausfetten der Form) (5 g)

Belag:

250 g	pürierte Tomaten
	Salz, Pfeffer, Oregano
1/2 Dose	Champignons (110 g)
1/2 Dose	Zuckermais (140 g)
100 g	Gouda oder Emmentaler, 45 % F. i. Tr.

- Für den Teig das Vollkornschrot mit der Hefe mischen und mit den übrigen Zutaten zu einem Teig kneten. Mit Mehl bestäuben und an einem warmen Ort zu doppelter Größe gehen lassen.

- Den Teig kneten, ausrollen und auf eine gefettete Springform verteilen. Weitere 15 Minuten gehen lassen, dann an einigen Stellen mit der Gabel einstechen.

- Die pürierten Tomaten mit den Gewürzen abschmecken und auf dem Teig verteilen. Danach die Champignons und den Mais auf die Pizza geben und zum Schluß mit dem geriebenen Käse bestreuen.

Tip

Sie können die Pizza zusätzlich noch mit Brokkoli belegen.

Pro Portion: 345 kcal, 1455 kJ, 17 g EW, 13 g F, 40 g KH, 325 mg Ca

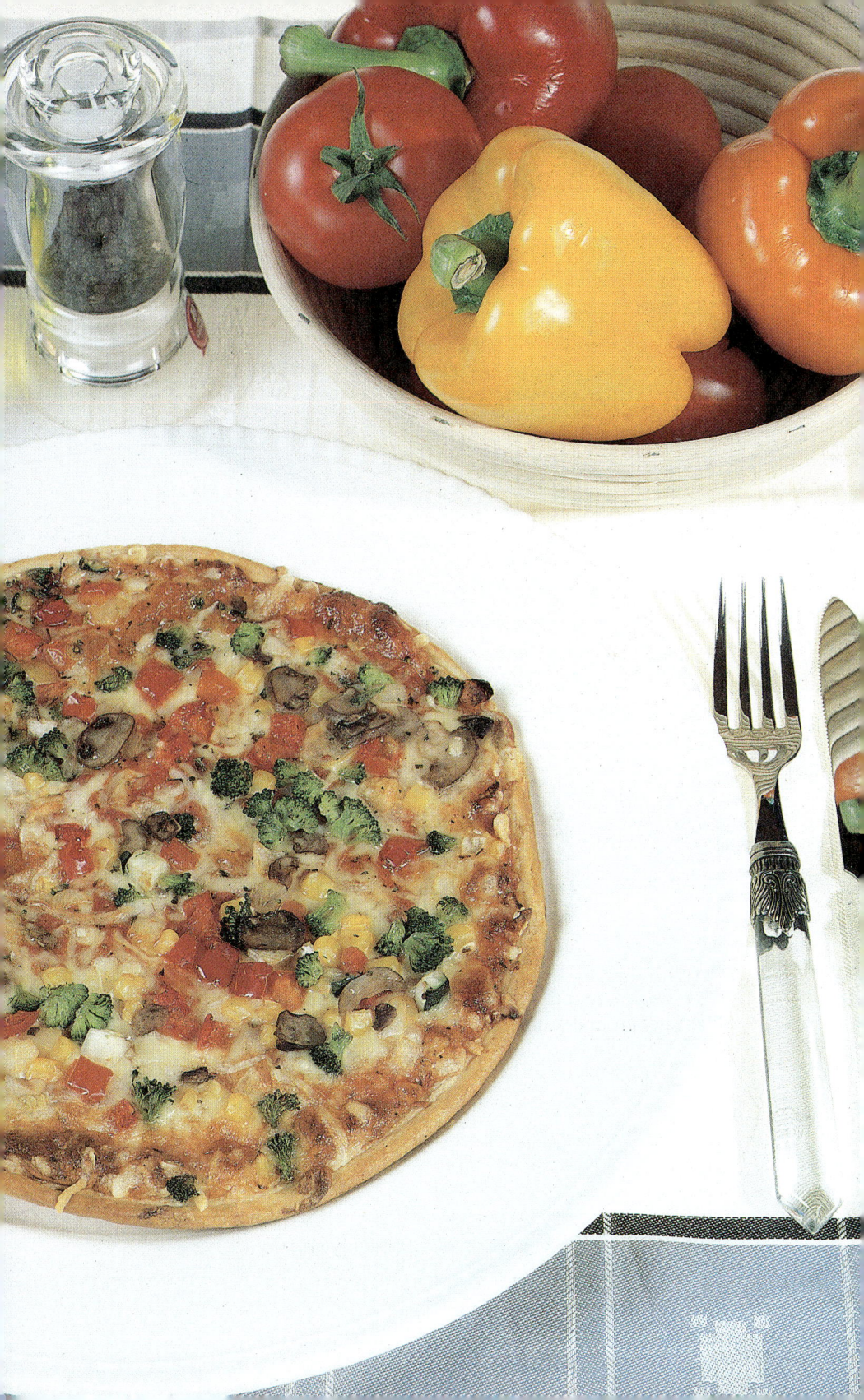

Gemüsepizza

4 Portionen:

1 Pckg.	*frische Hefe (40 g)*
1 EL	*Zucker (10 g)*
¼ l	*lauwarmes Wasser*
400 g	*fein vermahlenes Weizen- oder Dinkelvollkornmehl*
	Salz
2 EL	*Öl (20 g)*

Belag:

1 kleine	*Zucchini (200 g)*
1	*Zwiebel (40 g)*
1	*rote Paprika (120 g)*
100 g	*frische Champignons*
4	*Tomaten (240 g)*
4 EL	*Tomatenpüree oder -mark (40 g)*
	Salz, Pfeffer, Oregano
200 g	*Gouda oder Emmentaler, 45 % F. i. Tr.*

- Zunächst die frische Hefe zerbröckeln und mit dem Zucker im lauwarmen Wasser verrühren. Den Vorteig etwa 15 Minuten gehen lassen. Dann mit Mehl, Salz und Öl zu einem Teig verkneten und nochmals zugedeckt an einem warmen Ort gehen lassen, bis der Teig sich verdoppelt hat (das dauert etwa 30 Minuten).

- In der Zwischenzeit das Gemüse putzen und kleinschneiden. Den fertigen Teig nochmals durchkneten, dünn ausrollen und ein gefettetes Backblech damit belegen.

- Den Teig mit dem Tomatenpüree oder -mark bestreichen und mit dem Gemüse bestreuen. Alles mit Salz, Pfeffer und Oregano würzen.

- Zum Schluß den Käse reiben und auf die Pizza streuen. Im vorgeheizten Backofen bei 180 °C etwa 20 Minuten backen.

Pro Portion: 605 kcal, 2535 kJ, 31 g EW, 23 g F, 70 g KH, 585 mg Ca

---

Vollkornpfannkuchen mit Quarkcreme

2 Portionen:

60 g	*fein vermahlenes Weizenvollkornmehl*
15 g	*Vollkornhaferflocken*
1	*Ei*
1/8 l	*Mineralwasser (125 ml)*
	Salz
25 g	*geriebener Käse, 45 % F. i. Tr.*
1/2	*Zwiebel (20 g)*
je 1–2 TL	*gehackter Schnittlauch, Petersilie, Basilikum, Thymian*
	Paprikapulver
1 EL	*Sonnenblumenöl (10 g)*

Quarkcreme:

125 g	*Speisequark, Magerstufe*
1/2 TL	*Meerrettich*
10 g	*Vollkornhaferflocken*
	Schnittlauch
	Salz

- Mehl, Haferflocken, Ei und Mineralwasser verrühren und eine Stunde quellen lassen.

- Anschließend Salz, den geriebenen Käse, die fein geschnittene Zwiebel, die gehackten Kräuter und Paprikapulver unterrühren und aus dieser Masse in einer mit Öl ausgepinselten Pfanne Pfannkuchen backen.

- Für die Quarkcreme alle Zutaten verrühren und in die fertigen Pfannkuchen füllen.

Pro Portion: 315 kcal, 1325 kJ, 20 g EW, 13 g F, 30 g KH, 244 mg Ca

Käsepfannkuchen

2 Portionen:

150 g	*Vollkornweizenmehl*
100 ml	*Milch, 1,5 % F.*
200 ml	*Mineralwasser*
2 TL	*Butter oder Margarine (10 g)*
100 g	*Appenzeller Käse, 50 % F. i. Tr.*

● Einen Pfannkuchenteig aus Mehl, Milch und Mineralwasser herstellen. Den fertigen Teig etwa 10 Minuten quellen lassen. Den Käse reiben.

● Jeden Pfannkuchen zunächst auf einer Seite in wenig Butter oder Margarine backen. Nach dem Umdrehen auf einer Hälfte Käse verteilen und die zweite Seite backen.

● Zum Schluß den Pfannkuchen zusammenklappen und noch weitere 1–2 Minuten backen, damit der Käse zergehen kann.

Tip

Zum Käsepfannkuchen paßt grüner Salat oder auch Feldsalat mit einem Dressing aus Joghurt, Zitronensaft und Schnittlauch.

Pro Portion: 490 kcal, 2060 kJ, 24 g EW, 23 g F, 48 g KH, 538 mg Ca

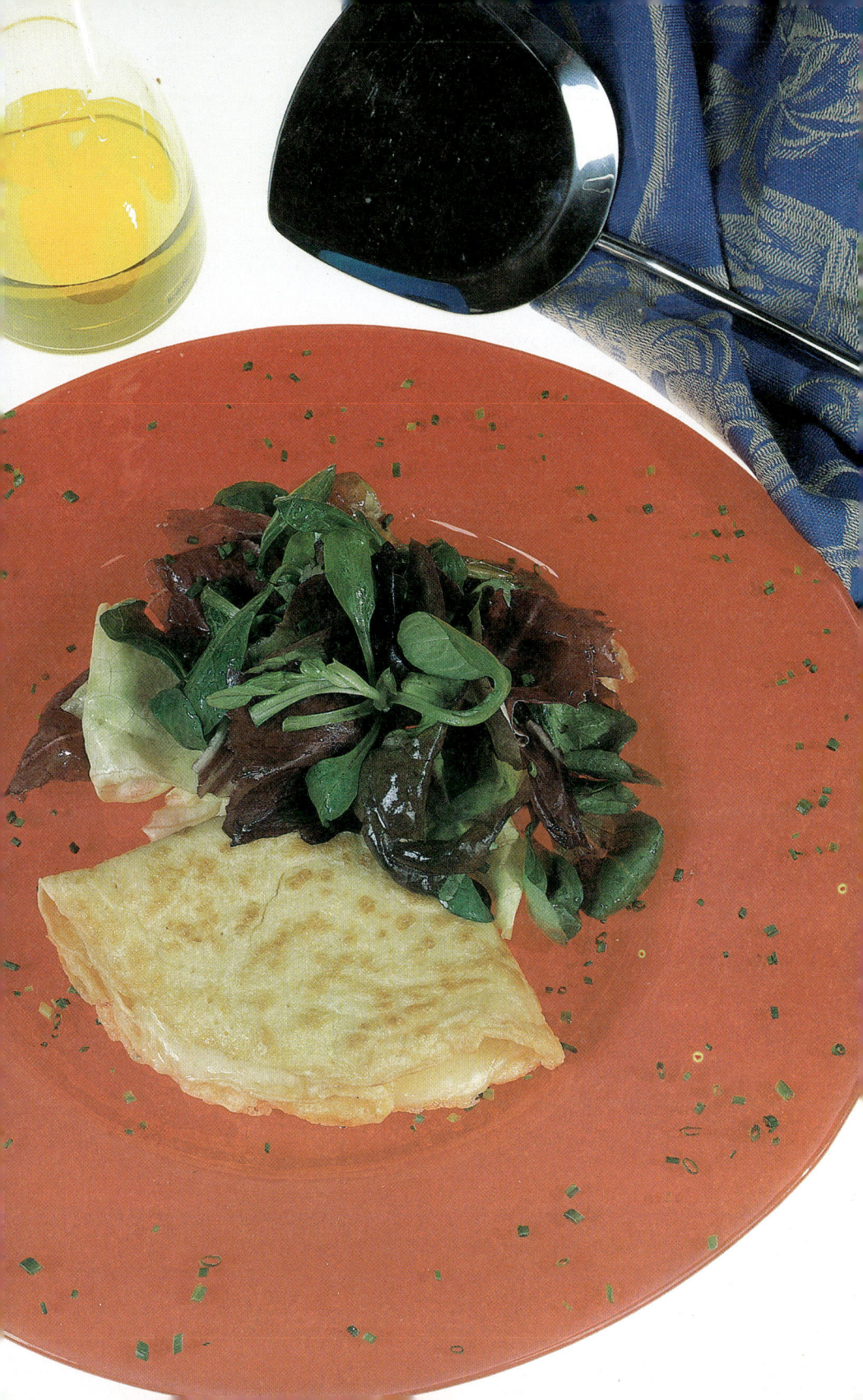

Vollkornbrot mit Quark

1 Laib:

450 g	Weizenvollkornmehl
200 g	Roggenvollkornmehl
$1/8$ l	lauwarmes Wasser (125 ml)
60 g	Hefe
1 EL	Salz (10 g)
$1/4$ l	Wasser (250 ml)
250 g	Speisequark, Magerstufe
1 EL	Brotgewürz (10 g)

- Das Mehl in eine Schüssel geben und eine Mulde hineindrücken. Das lauwarme Wasser und die zerbröckelte Hefe hineingeben. Diesen Vorteig etwa 15 Minuten gehen lassen.

- Das Salz in $1/4$ l Wasser auflösen und mit dem Quark und dem Brotgewürz zum Vorteig geben. Alles gut durchkneten und 30–40 Minuten gehen lassen.

- Den Teig nochmals gut durchkneten und in eine gefettete und bemehlte Kastenform geben.

- Den Teig mit nassen Händen andrücken und nochmals zugedeckt 15 Minuten gehen lassen.

- Das Brot bei 190 °C etwa 60 Minuten backen, dabei ein flaches Gefäß mit Wasser dazustellen.

Pro Scheibe (50 g): 110 kcal, 465 kJ, 6 g EW, 1 g F, 20 g KH, 32 mg Ca

Schafskäse-Joghurt-Brot

1 Laib:

475 g	*Weizenvollkornmehl*
1 Pckg.	*Trockenhefe (7 g)*
70 g	*Schafskäse*
1 TL	*Zucker (5 g)*
2 TL	*Salz (10 g)*
3–4	*Eier*
150 g	*Joghurt, 1,5 % F.*
20 g	*Butter oder Margarine*
$^1/_2$	*roter Paprika (60 g)*
3 EL	*lauwarme Milch (30 ml), 1,5 % F.*

- Das Mehl in eine Schüssel geben und mit der Trockenhefe vermischen. Den Schafskäse durch ein Sieb streichen und mit Zucker, Salz, Eiern, Joghurt und Butter oder Margarine zum Mehl geben.

- Den Teig mit dem Knethaken verrühren und zugedeckt 30 Minuten gehen lassen. Dann nochmals durchkneten und zu einem runden oder länglichen Brotlaib formen.

- Den Brotlaib auf ein gefettetes Blech legen und wieder 30 Minuten gehen lassen. In der Zwischenzeit den Paprika in Streifen schneiden. Auf den Brotlaib legen.

- Das Brot mit Milch bestreichen und im vorgeheizten Backofen bei 200 °C etwa 50–60 Minuten backen.

Pro Scheibe (50 g): 110 kcal, 460 kJ, 5 g EW, 3 g F, 16 g KH, 41 mg Ca

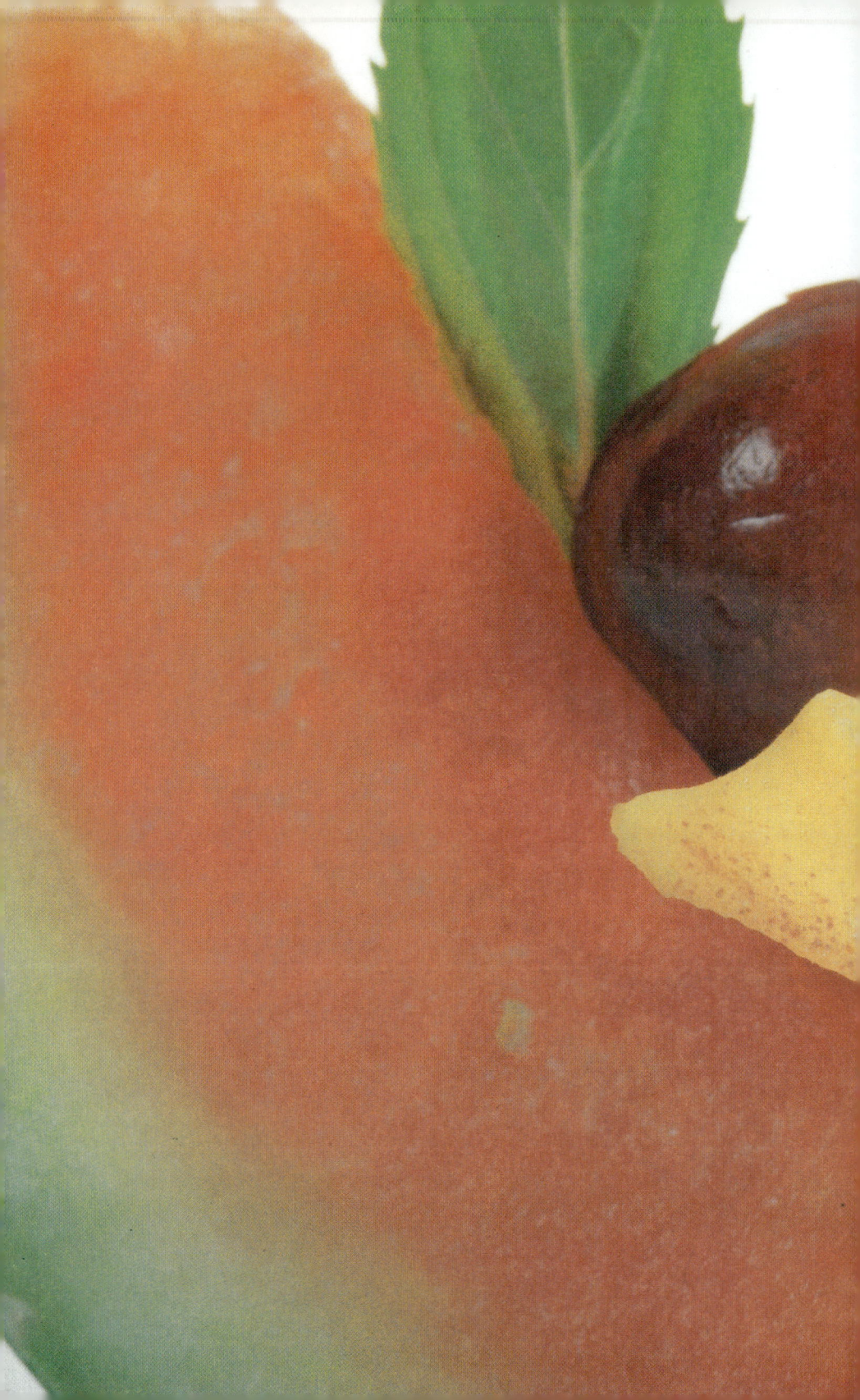

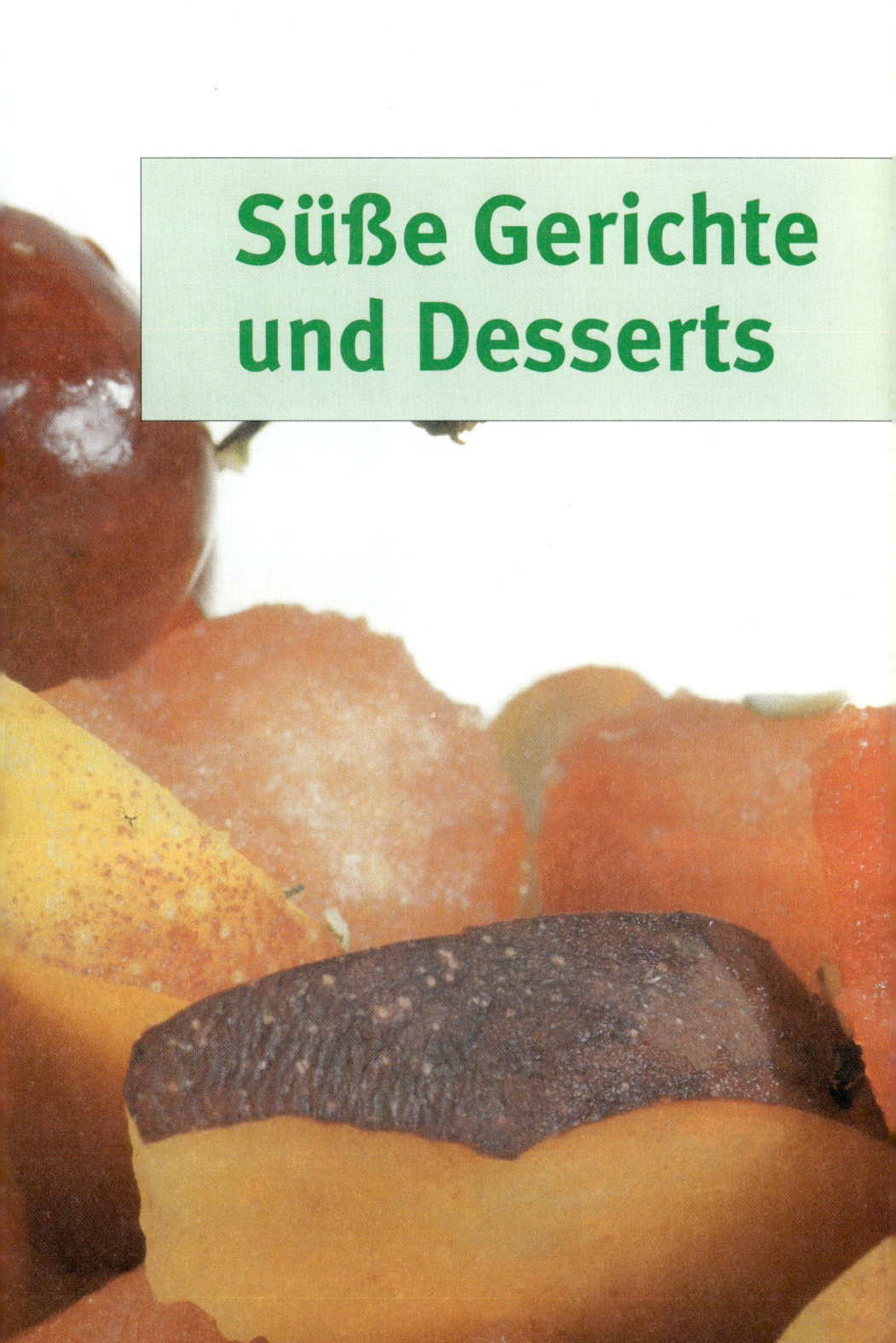

Süße Gerichte und Desserts

Früchtequark

2 Portionen:

6 EL	*Speisequark, Magerstufe (150 g)*
4 EL	*Milch (60 ml), 1,5 % F.*
100 g	*Erdbeeren oder Himbeeren*
2 TL	*Zucker (10 g)*
etwas	*Zitronensaft*

Früchtequark ▶

● Den Quark mit der Milch verrühren, das Obst untermischen und mit dem Zucker und Zitronensaft abschmecken.

● Sie können die Quarkspeise durch Zugabe von Früchten der Saison variieren (z. B. Heidelbeeren, Stachelbeeren, Pfirsiche).

Pro Portion: 100 kcal, 430 kJ, 11 g EW, 1 g F, 12 g KH, 139 mg Ca

Quarkspeise mit Sesam

2 Portionen:

6 EL	*Speisequark, Magerstufe (150 g)*
6 EL	*Milch (90 ml), 1,5 % F.*
1 geh. TL	*Zucker (7 g)*
1	*Orange (120 g)*
1 EL	*Sesamsamen (10 g)*
etwas	*frische Minze zum Garnieren*

● Den Quark mit der Milch glattrühren und süßen. Die Orange schälen, in kleine Stücke schneiden und unter die Quarkspeise heben.

● Die Sesamsamen ohne Fett in einer beschichteten Pfanne anrösten und über die Quarkspeise geben. Mit der Minze garnieren.

Pro Portion: 140 kcal, 595 kJ, 13 g EW, 4 g F, 13 g KH, 202 mg Ca

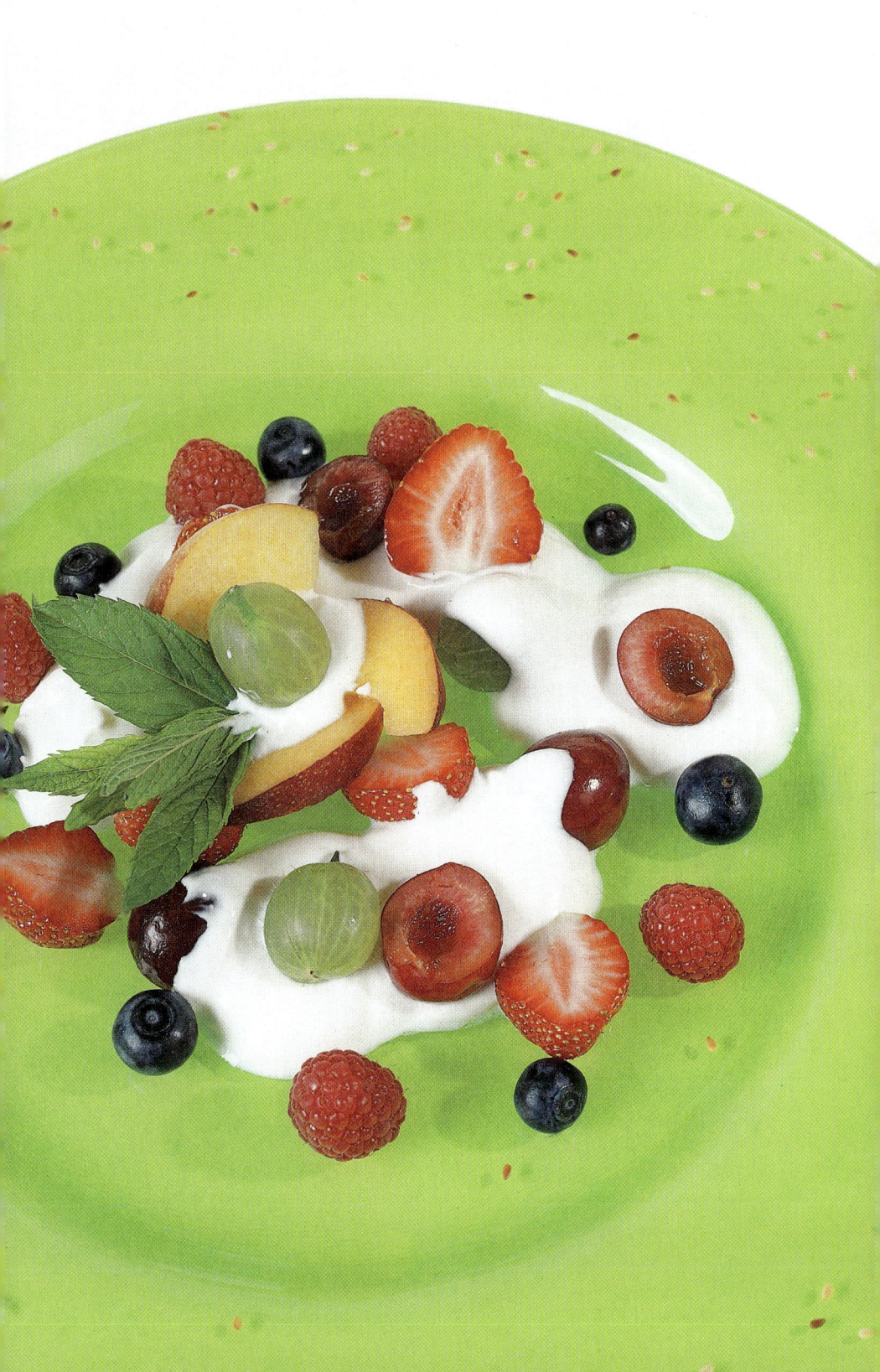

Orientalischer Obstsalat

2 Portionen:

¹/₂ 1 Stück	*Honigmelone (ca. 250 g) oder Wassermelone (ca. 250 g)*
2	*Pfirsiche (250 g)*
100 g	*Süßkirschen*
2 EL	*Zitronensaft (20 ml)*
2 EL	*Sahne (30 g), 30 % F.*
3 EL	*Zucker (45 g)*
2 EL	*Sesamsamen (20 g)*

Orientalischer ▶
Obstsalat

● Die Melone entkernen und kleinschneiden, die Pfirsiche mit Schale in Würfel schneiden. Die Kirschen entsteinen und halbieren.

● Eine Soße aus Zitronensaft und Sahne rühren. Mit dem Zucker abschmecken. Mit dem Obstsalat vermischen und den Sesamsamen bestreuen.

Pro Portion: 350 kcal, 1470 kJ, 5 g EW, 11 g F, 57 g KH, 106 mg Ca

Pfirsichcreme

2 Portionen:

2	*Pfirsiche (250 g)*
1 EL	*Zitronensaft (10 ml)*
6 EL	*Dickmilch (120 g), 1,5 % F.*
2 TL	*Honig (20 g)*
2 EL	*Sahne (30 g), 30 % F.*

● Die Pfirsiche schälen, entsteinen, in Scheiben schneiden und mit dem Zitronensaft beträufeln. Vier kleine Pfirsichscheiben zurücklegen.

● Die restlichen Pfirsichscheiben mit Dickmilch und Honig pürieren. Die Sahne schlagen und unter die Creme heben. Zum Schluß mit den vier Pfirsichscheiben garnieren.

Pro Portion: 155 kcal, 655 kJ, 4 g EW, 6 g F, 22 g KH, 95 mg Ca

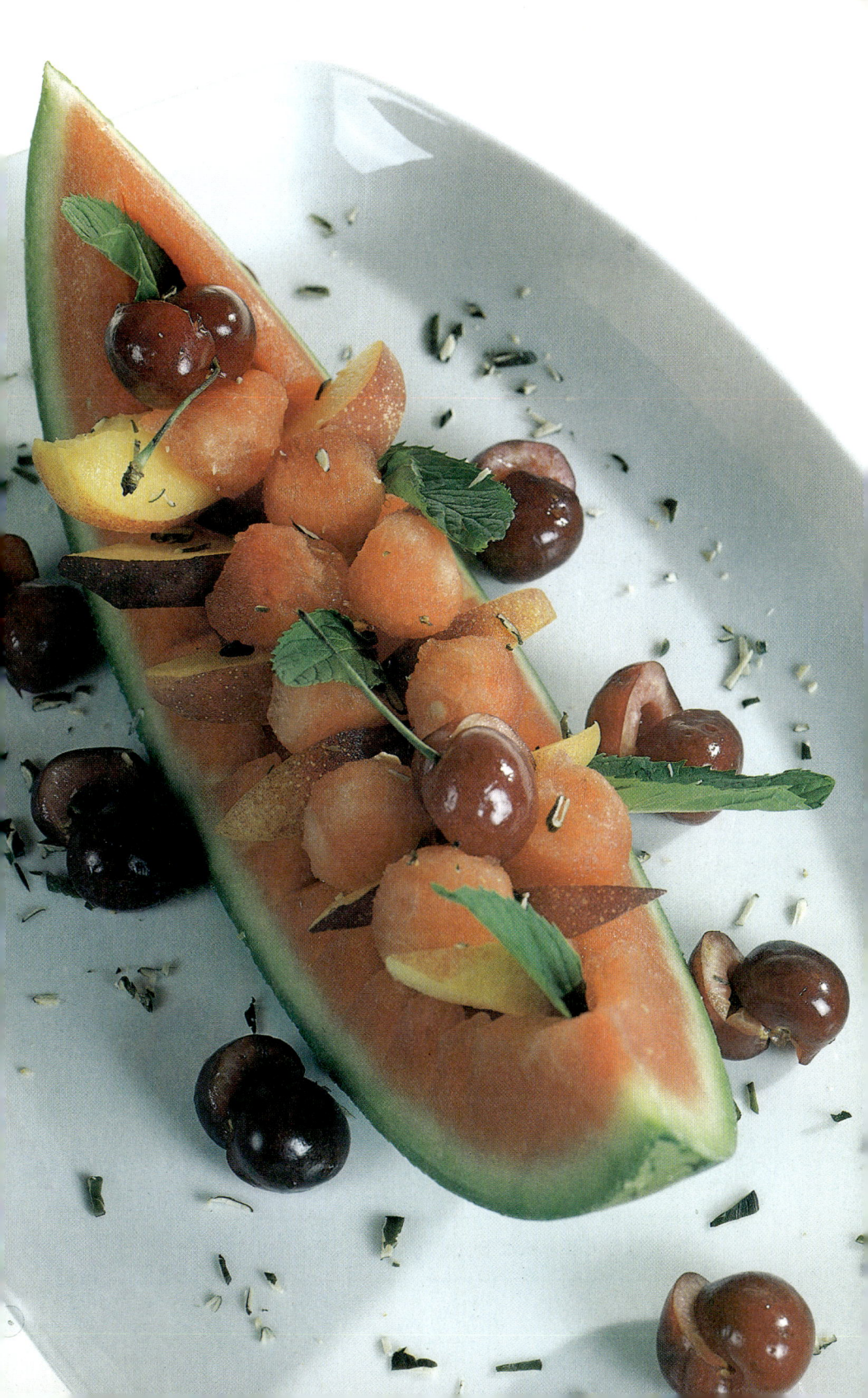

Terrine von frischen Beeren

2 Portionen:

8 Blatt	*rote Gelatine (ca. 15 g)*
100 g	*Himbeeren*
100 g	*Brombeeren*
100 g	*Erdbeeren*
100 g	*rote Johannisbeeren*
400 ml	*Apfelsaft*
10 ml	*Portwein*

● Zunächst die Gelatine nach Packungsvorschrift in Wasser einweichen. Die Beeren waschen und vorbereiten.

● Den Apfelsaft erhitzen und die eingeweichte Gelatine darin auflösen. Die Flüssigkeit in einer gekühlten Schüssel nahezu erkalten lassen. Dann den Portwein hinzufügen.

● Ein wenig des Apfel-Portwein-Gemischs in eine gekühlte Kastenform gießen und fest werden lassen. Einen Teil der Beeren einfüllen, mit etwas Saft begießen, die restlichen Beeren einfüllen und mit dem restlichen Saft auffüllen.

● Die Kastenform im Kühlschrank mindestens eine Stunde kalt stellen. Dann die Terrine auf eine längliche Platte stürzen und in Scheiben geschnitten servieren.

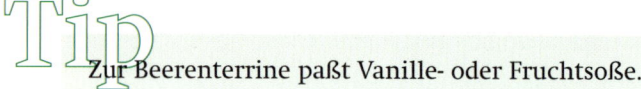

Tip Zur Beerenterrine paßt Vanille- oder Fruchtsoße.

Pro Portion: 200 kcal, 845 kJ, 9 g EW, 1 g F, 34 g KH, 85 mg Ca

Aprikosenknödel

2 Portionen:

1	Ei
250 g	Speisequark, Magerstufe
50 g	Vollkorngrieß
	Salz
¹/₂ Dose	Aprikosen (425 ml)
20 g	Butter
1 EL	Semmelbrösel (10 g)

● Das Ei, den Quark und den Grieß verrühren, dann den Teig mit Salz würzen. Die Aprikosen abtropfen lassen. Einen Teil des Saftes zum Teig geben, so daß er noch eine feste Konsistenz behält.

● Den Teig eine halbe Stunde kühl stellen, dann mit jeweils einer Aprikose als Kern einen Knödel formen. Die Knödel etwa 15 Minuten in kochendem Salzwasser ziehen lassen.

● Zum Schluß die Knödel mit der geschmolzenen Butter beträufeln und mit Semmelbröseln bestreuen.

Pro Portion: 455 kcal, 1905 kJ, 23 g EW, 12 g F, 61 g KH, 195 mg Ca

Aprikosen-Reis-Auflauf

2 Portionen:

80 g	*Milchreis*
1 Prise	*Salz*
300 ml	*kochende Milch, 1,5 % F.*
2	*Eier*
2 EL	*Zucker (30 g)*
etwas	*abgeriebene Zitronenschale*
300 g	*Aprikosen (Dose)*
2 TL	*Butter oder Margarine (10 g)*

- Den Milchreis waschen, mit dem Salz in die kochende Milch geben, nochmals aufkochen lassen und bei geringer Hitze 20–25 Minuten ausquellen lassen.

- In der Zwischenzeit die Eier mit dem Zucker und der abgeriebenen Zitronenschale schaumig rühren.

- Die Eimasse unter den fertigen Milchreis mischen. Die Hälfte der Reismasse in eine gefettete Auflaufform füllen.

- Die Aprikosen abtropfen lassen, über den Reis verteilen und die restliche Reismasse darübergeben.

- Die Butter oder Margarine in Flöckchen auf dem Auflauf verteilen. Bei 175 bis 200 °C 30 Minuten backen.

Tip

Versuchen Sie den Reisauflauf auch einmal mit Johannisbeeren oder Erdbeeren.

Pro Portion: 515 kcal, 2180 kJ, 15 g EW, 15 g F, 79 g KH, 227 mg Ca

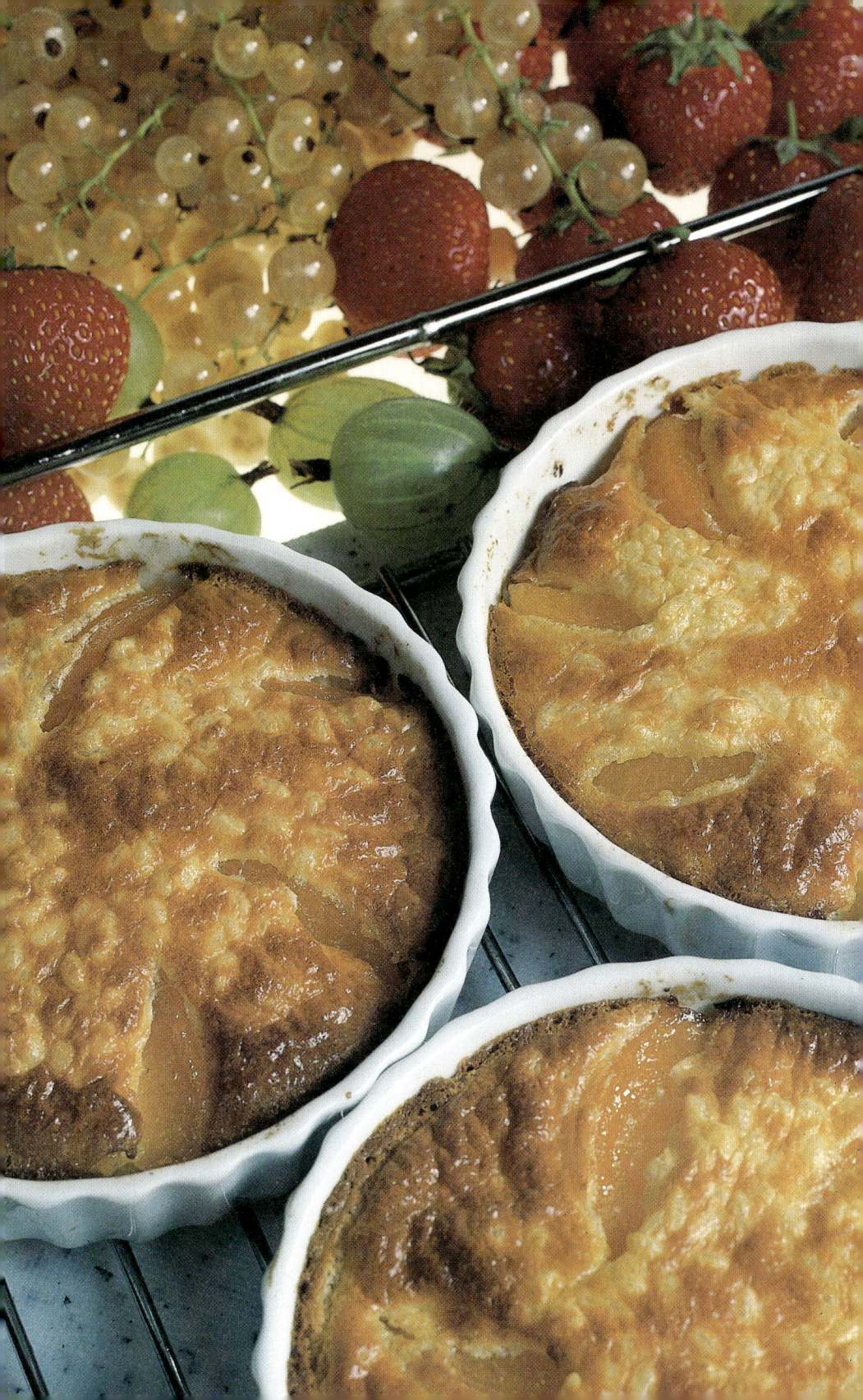

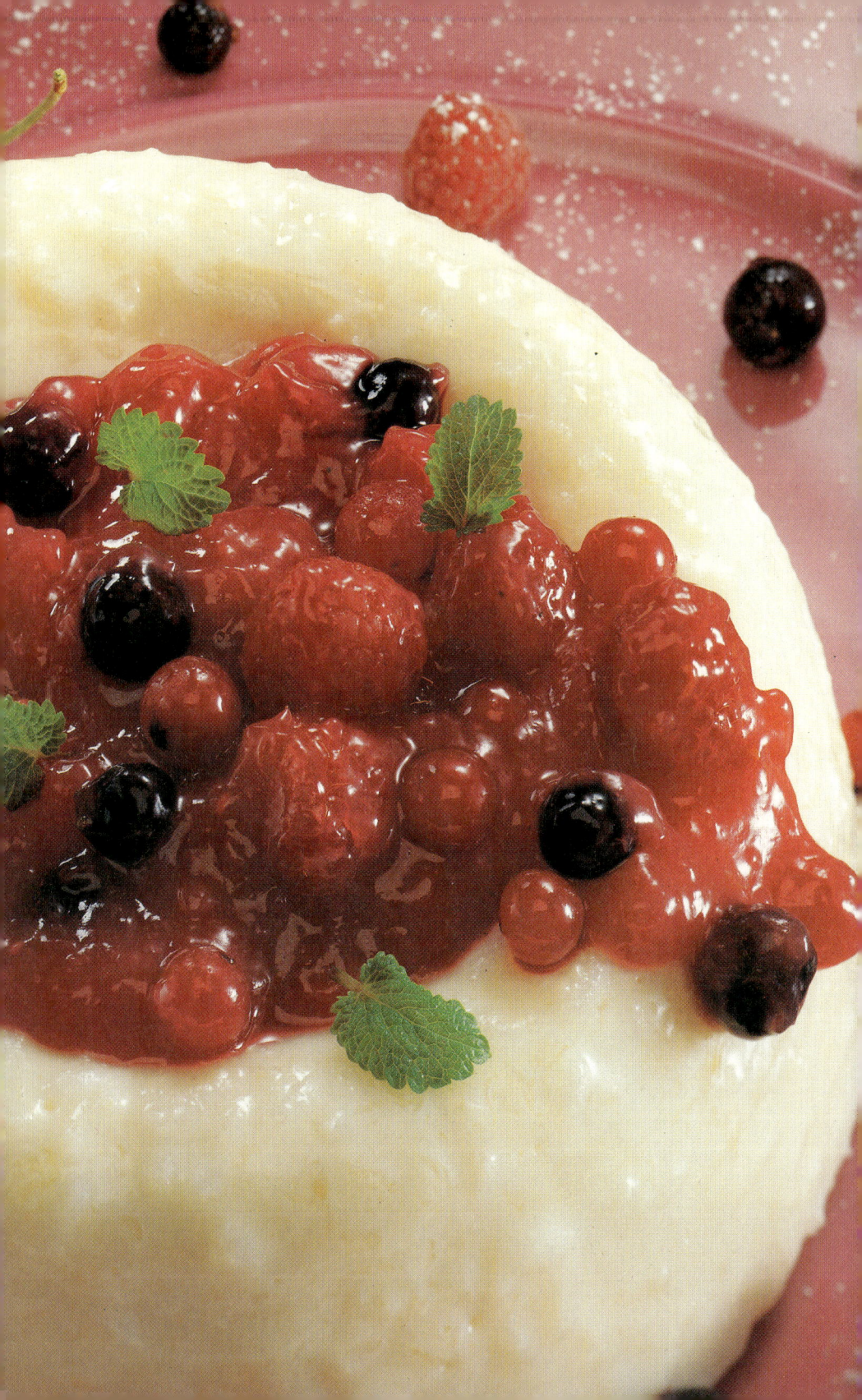

Rote Grütze im Reisrand

6 Portionen:

240 g	Milchreis
	Salz
1 l	kochende Milch, 1,5 % F.
12 Blatt	helle Gelatine (20 g)
200 g	Himbeeren
je 150 g	schwarze und rote Johannisbeeren
200 ml	Wasser
60 g	Zucker
30 g	Speisestärke
	frische Beeren, Zitronenmelisse zum Garnieren

● Den Milchreis waschen, mit dem Salz in die kochende Milch geben, nochmals aufkochen lassen und bei geringer Hitze 20–25 Minuten ausquellen lassen.

● In der Zwischenzeit die Gelatine nach Packungsanweisung einweichen und auflösen. Rasch und gleichmäßig unter den fertigen Milchreis mischen. Die Masse in eine glatte Ringform füllen und im Kühlschrank fest werden lassen.

● In der Zwischenzeit die Beeren waschen, verlesen und putzen, $2/3$ der Menge mit dem Wasser kochen und dann durch ein Sieb streichen.

● Die Fruchtmasse mit dem Zucker süßen und mit der glattgerührten Stärke andicken. Die restlichen Beeren untermischen und die Masse abkühlen lassen.

● Den Milchreisrand auf eine Platte stürzen (dazu evtl. die Form kurz in heißes Wasser tauchen) und die abgekühlte rote Grütze in die Mitte geben. Das Dessert mit einigen frischen Beeren und der Zitronenmelisse garnieren.

Pro Portion: 340 kcal, 1450 kJ, 12 g EW, 6 g F, 57 g KH, 235 mg Ca

Vollkornpfannkuchen

2 Portionen:

25 g	Gerste
50 g	Weizen
25 g	Hirse
25 g	Buchweizen
300 ml	Buttermilch
1 TL	Honig (10 g)
1/4 TL	Vanillearoma
1 Prise	Salz
1	Ei
3 EL	Öl (30 g)

Füllung:

200 g	Speisequark, Magerstufe
50 ml	Milch, 1,5 % F.
1 TL	Honig (10 g)
	abgeriebene Zitronenschale
2 TL	Zitronensaft (10 ml)
15 g	gehackte Mandeln

● Das Getreide fein mahlen, mit der Buttermilch, dem Honig, dem Vanillearoma, dem Salz und dem Eigelb verrühren. Den Teig 30 Minuten quellen lassen.

● In der Zwischenzeit für die Füllung alle Zutaten verrühren.

● Das Eiweiß steif schlagen und unter den Pfannkuchenteig heben. Diesen in einer beschichteten Pfanne im Öl ausbacken; dabei je Pfannkuchen 3 Eßlöffel Teig nehmen.

● Die fertigen Pfannkuchen mit der Füllung bestreichen, zusammenklappen und servieren.

Pro Portion: 585 kcal, 2455 kJ, 30 g EW, 25 g F, 60 g KH, 368 mg Ca

Süßer Hirseauflauf

2 Portionen:

125 g	Hirse
1/2 l	Milch, 3,5 % F.
1/2 TL	Salz
1 Prise	Ingwerpulver
1/2	Zitrone (Saft und Schale)
1 EL	Sahne (15 g), 30 % F.
1 EL	Öl (10 g)
1 EL	Honig (20 g)
1 EL	Mehl (10 g)
10 g	Butterflocken
1 EL	Sesamsamen (10 g)

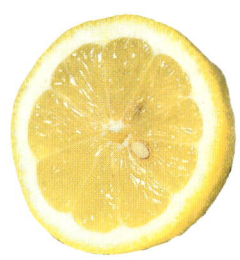 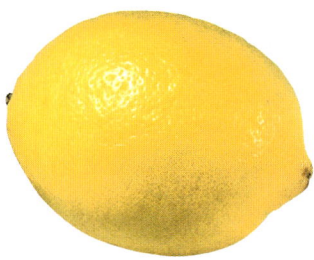

- Die Hirse erst kalt, dann heiß waschen und mit der warmen Milch zum Kochen bringen. Bei geringer Hitze 30 Minuten kochen lassen.

- Salz, Ingwer, Zitronensaft und -schale, Sahne, Öl, Honig und Mehl in die Hirse einrühren, die Masse in eine gefettete Auflaufform füllen und mit den Butterflöckchen und den Sesamsamen bestreuen.

- Den Hirseauflauf im vorgeheizten Backofen bei ca. 180–200 °C goldgelb backen.

Pro Portion: 520 kcal, 2185 kJ, 16 g EW, 21 g F, 66 g KH, 353 mg Ca

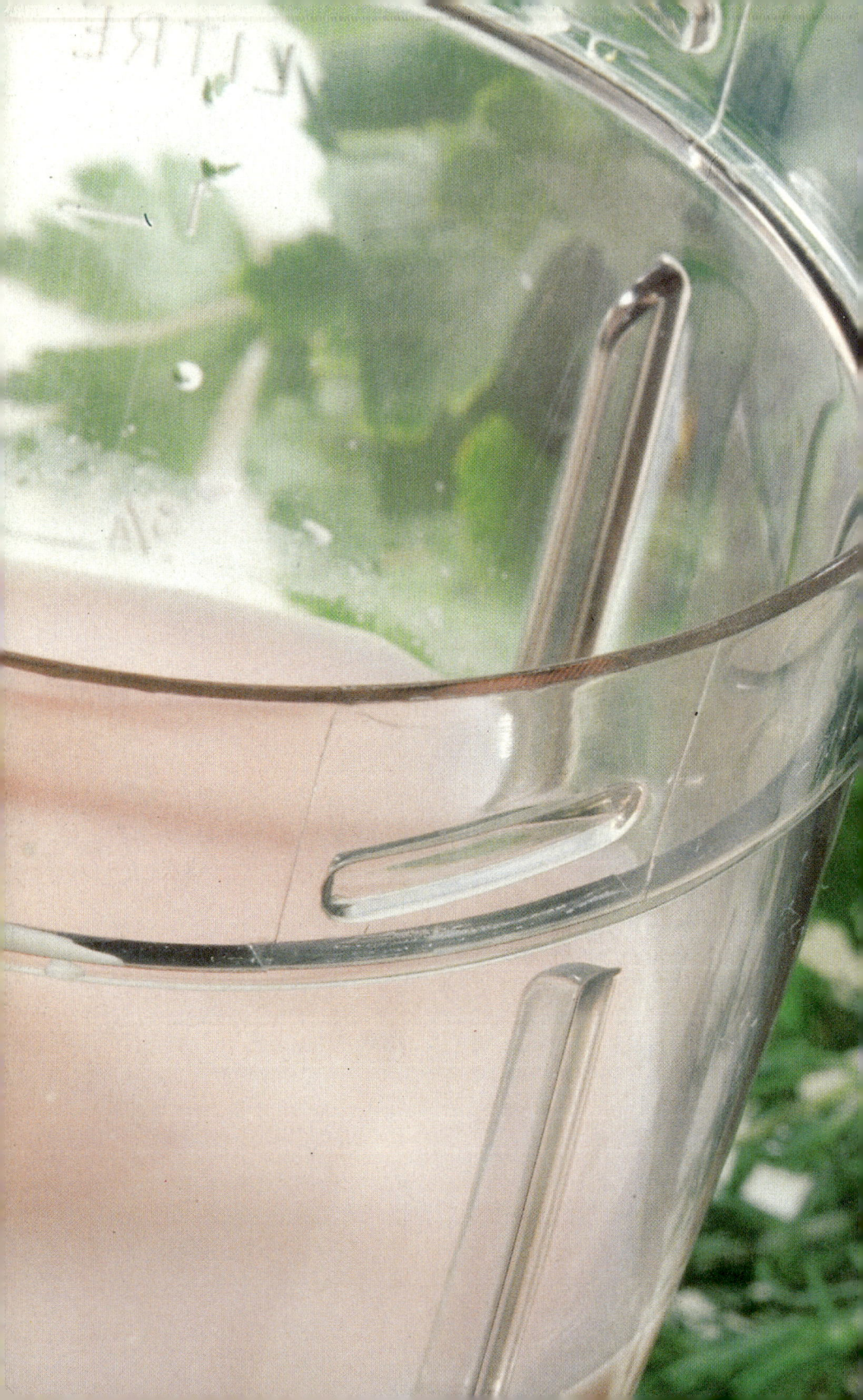

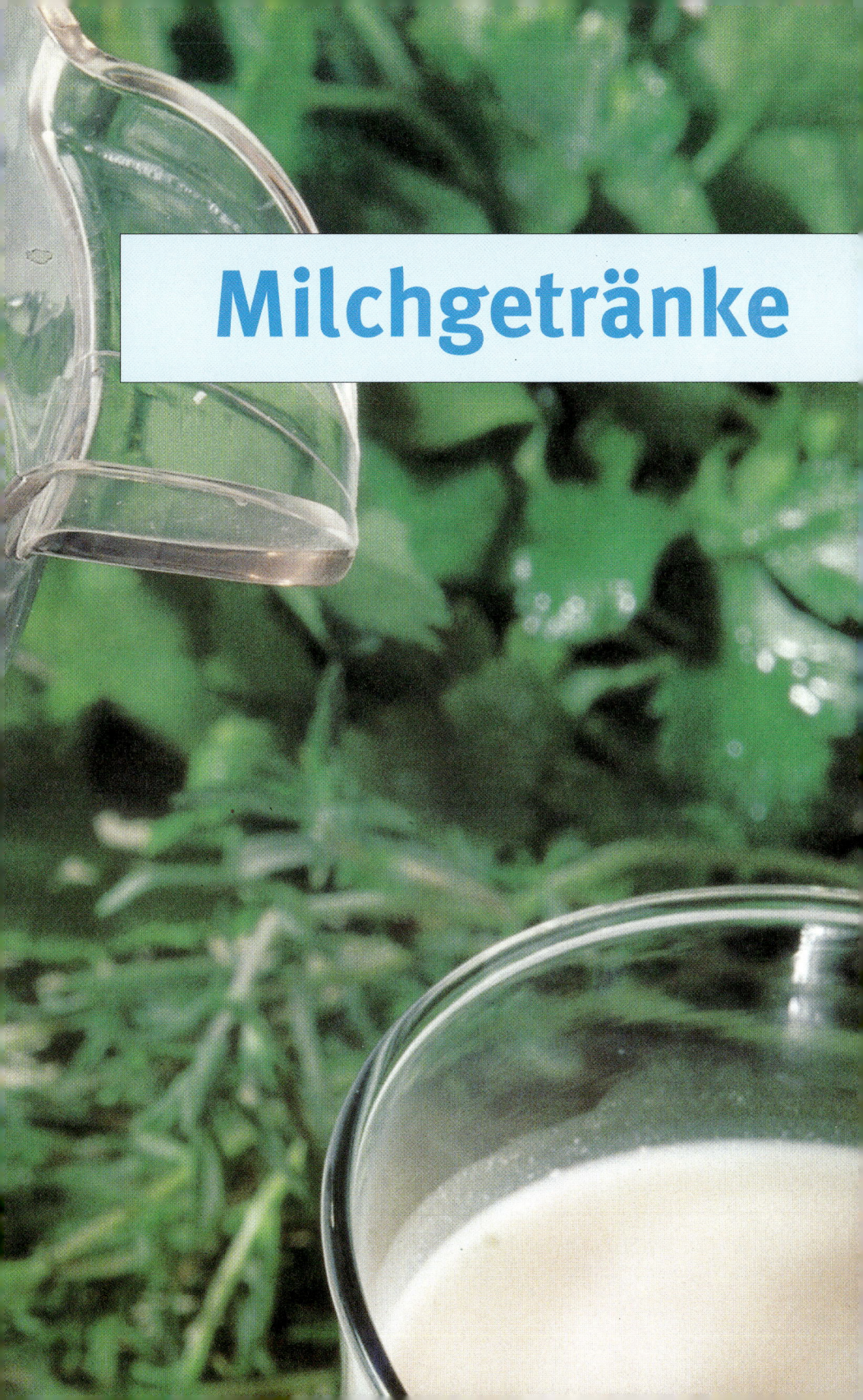

Milchgetränke

Bananenkefir

2–3 Portionen:

2 kleine	Bananen (250 g)
1 Becher	Kefir (500 g), 1,5 % F.
2 TL	Sanddornmark (20 g)
	evtl. Honig

● Die Bananen schälen und grob zerkleinern. Zusammen mit dem Kefir, dem Sanddornmark und eventuell etwas Honig im Mixer kräftig durchquirlen.

Pro Portion: 220 kcal, 925 kJ, 10 g EW, 4 g F, 35 g KH, 311 mg Ca

Vanillemix

2 Portionen:

$^1/_2$ l	Milch, 1,5 % F.
2 Kugeln	Vanilleeis (60 ml)
1 EL	Sahne (15 g), 30 % F.
4 EL	geriebene Haselnüsse (40 g)
1 EL	Schokostreusel (40 g)

● Die Milch mit dem Eis, der Sahne und den Haselnüssen mixen. Mit den Schokostreuseln garnieren.

Pro Portion: 415 kcal, 1730 kJ, 14 g EW, 27 g F, 29 g KH, 407 mg Ca

Waldbeerendrink

2 Portionen:

150 g	Brombeeren, Himbeeren und Heidelbeeren
3 EL	ungezuckerter Holunderbeersaft (30 ml)
2 TL	Honig (20 g)
150 g	Kefir, 1,5 % F.
1–2 EL	geschlagene Sahne (20 g), 30 % F.

- Die Beeren waschen und verlesen. Jeweils 1 Brombeere und 1 Himbeere zum Garnieren beiseite legen.

- Die restlichen Beeren mit dem Holunderbeersaft im Mixer pürieren, dann die Masse durch ein feines Sieb streichen. Den Honig und den Kefir kräftig mit der Beerenmasse verrühren.

- Den Drink in 2 Gläser füllen und jeweils mit einem großen Sahnetupfer garnieren. Die Gläser mit den übriggelassenen Beeren garnieren.

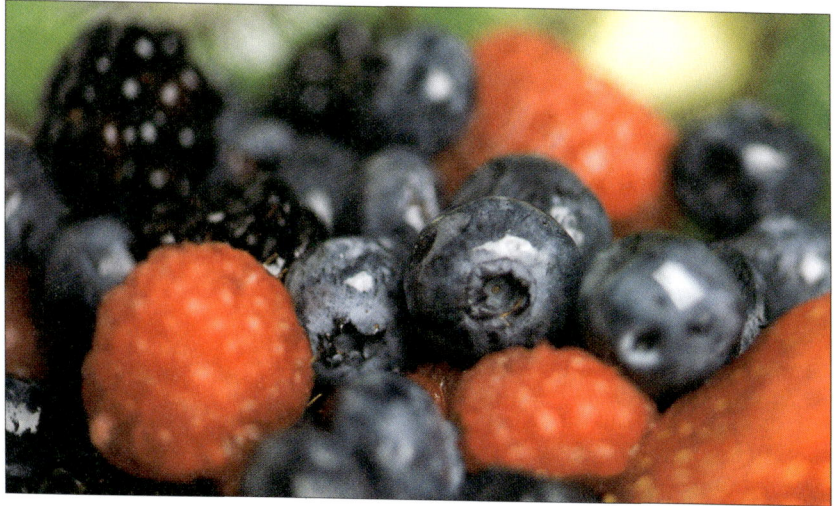

Pro Portion: 130 kcal, 550 kJ, 4 g EW, 5 g F, 17 g KH, 124 mg Ca

Himbeerkefir

2 Portionen:

200 g	Himbeeren, frisch oder gefroren
200 g	Kefir oder Dickmilch, 3,5 % F.
1 TL	Zitronensaft (5 ml)
2 TL	Zucker (10 g)
2 TL	Sesamsamen (10 g) nach Belieben

Himbeerkefir ▶

● Die Himbeeren waschen und putzen. Den Kefir oder die Dickmilch, den Zitronensaft und den Zucker verrühren und über die Himbeeren geben.

● Die Sesamsamen ohne Fett rösten und über den Himbeerkefir streuen.

Pro Portion: 150 kcal, 620 kJ, 6 g EW, 7 g F, 15 g KH, 194 mg Ca

Buttermilchmix

2 Portionen:

20 g	Dörrpflaumen
1/2	Grapefruitsaft (60 g)
1/4 l	Buttermilch
1 EL	Honig (20 g)
1/2	Orange (60 g)

● Die Dörrpflaumen über Nacht im Grapefruitsaft einweichen.

● Am nächsten Tag die Dörrpflaumen kleinschneiden und mit der Buttermilch, dem Honig und der in Scheiben geschnittenen Orange vermengen.

Pro Portion: 100 kcal, 425 kJ, 3 g EW, 1 g F, 20 g KH, 91 mg Ca

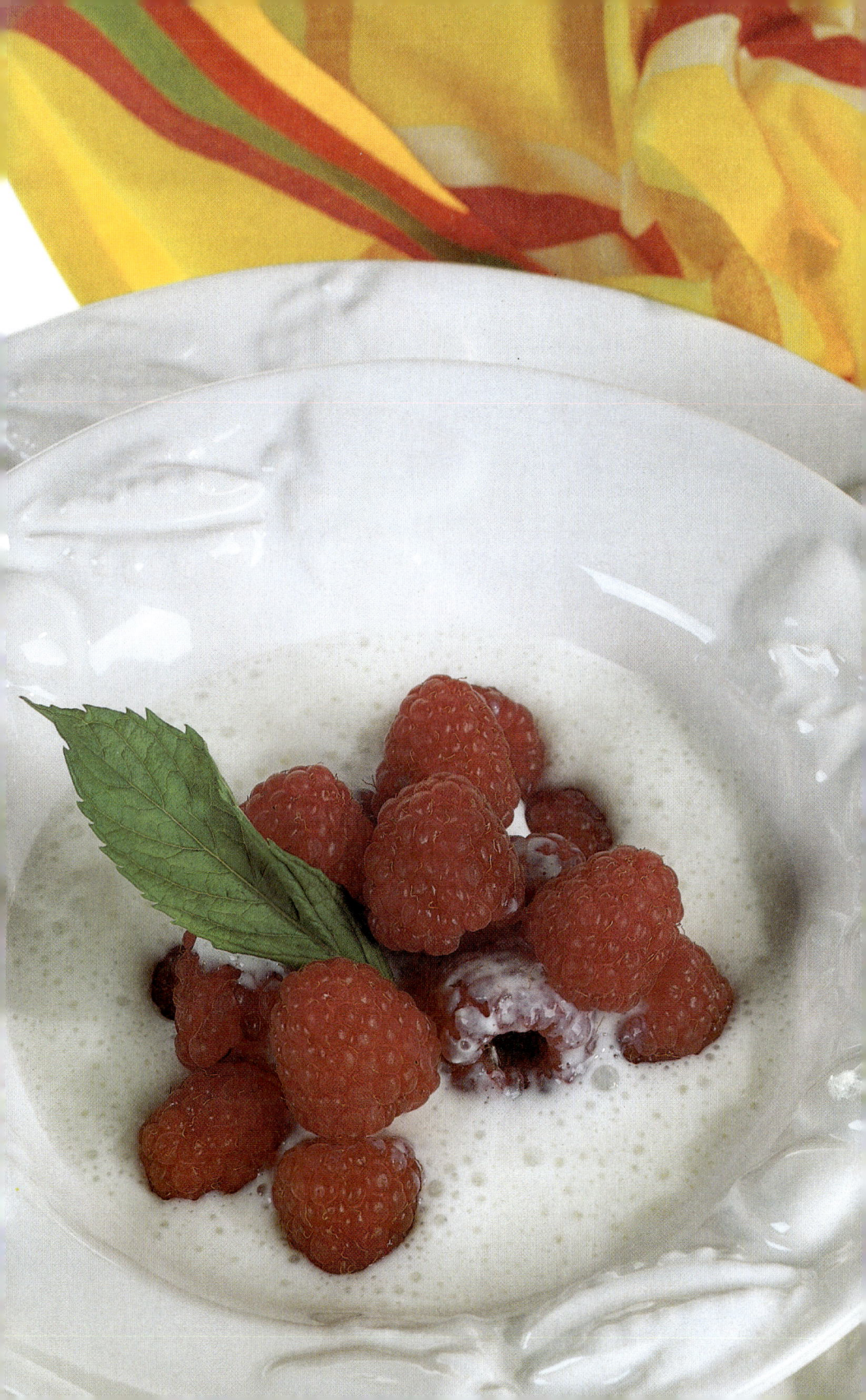

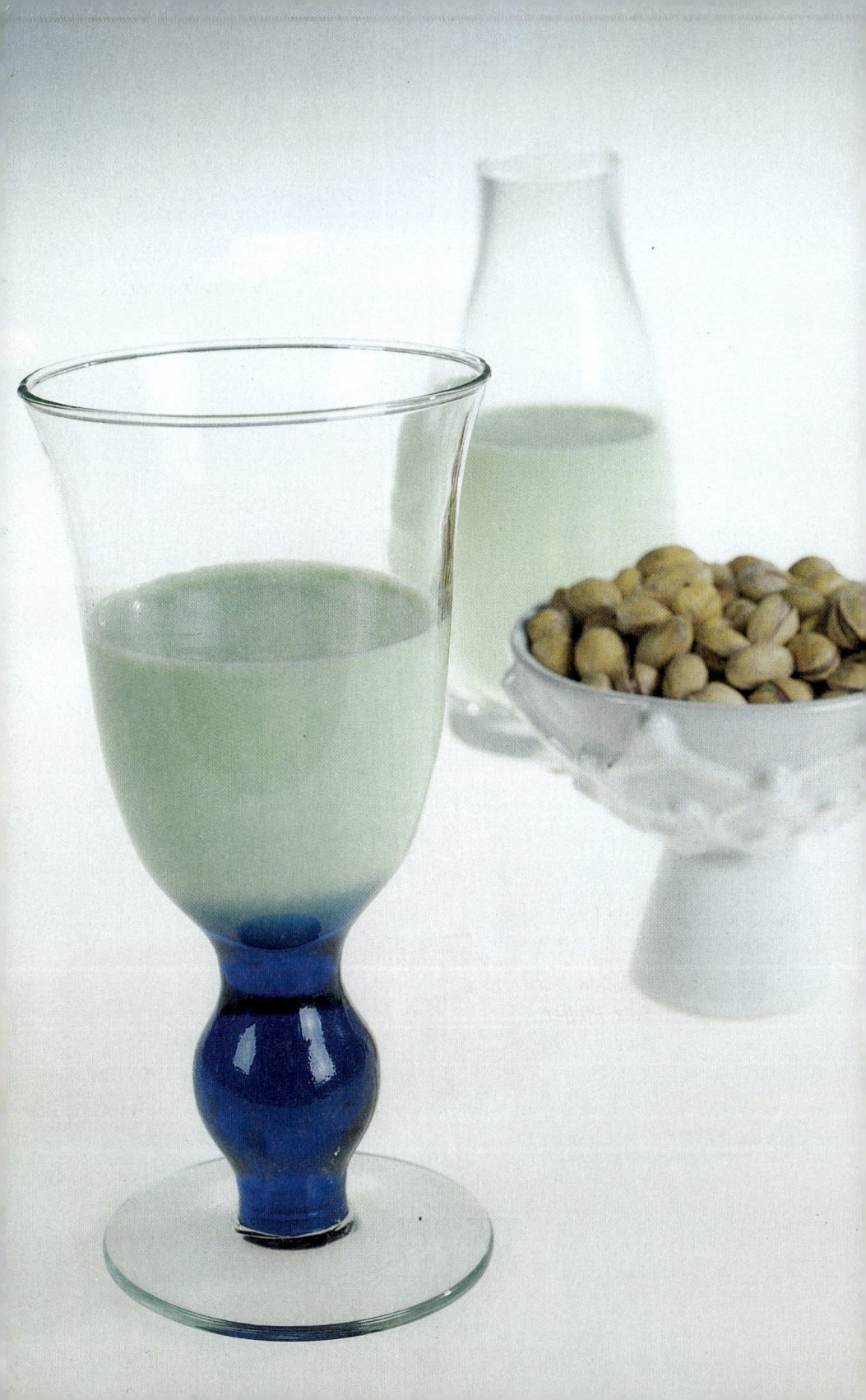

Pistazienmilch

2 Portionen:

60 g	geschälte Pistazien
1 kl. Stck.	kandierter Ingwer (5 g)
$^1/_2$ l	Milch, 1,5 % F.
1 EL	Sanddornsirup (10 g)
1 EL	Honig (20 g)

◀ Pistazienmilch

- Die Pistazien und den Ingwer mit der Milch im Mixer aufschlagen.
- Den Sanddornsirup und den Honig gut darunterrühren. Die Pistazienmilch gekühlt servieren.

Pro Portion: 320 kcal, 1340 kJ, 14 g EW, 20 g F, 23 g KH, 336 mg Ca

Kräuterbuttermilch

2 Portionen:

$^1/_2$ l	Buttermilch
2 EL	gehackte frische Kräuter (z. B. Petersilie, Schnittlauch, Dill, Basilikum) (10 g)
	Salz, Pfeffer
	Muskat

- Die Buttermilch mit den Kräutern mischen und mit Salz, Pfeffer und Muskat abschmecken.

Pro Portion: 95 kcal, 400 kJ, 9 g EW, 1 g F, 10 g KH, 282 mg Ca

Möhrenjoghurt

2 Portionen:

1 Becher	Joghurt (150 g), 1,5 % F.
$^1/_4$ l	Möhrensaft
100 ml	Orangensaft
$^1/_2$	Zitrone, Saft (20 ml)
1 EL	Honig (20 g)

● Den Joghurt mit den frisch gepreßten Säften verrühren und mit dem Honig süßen.

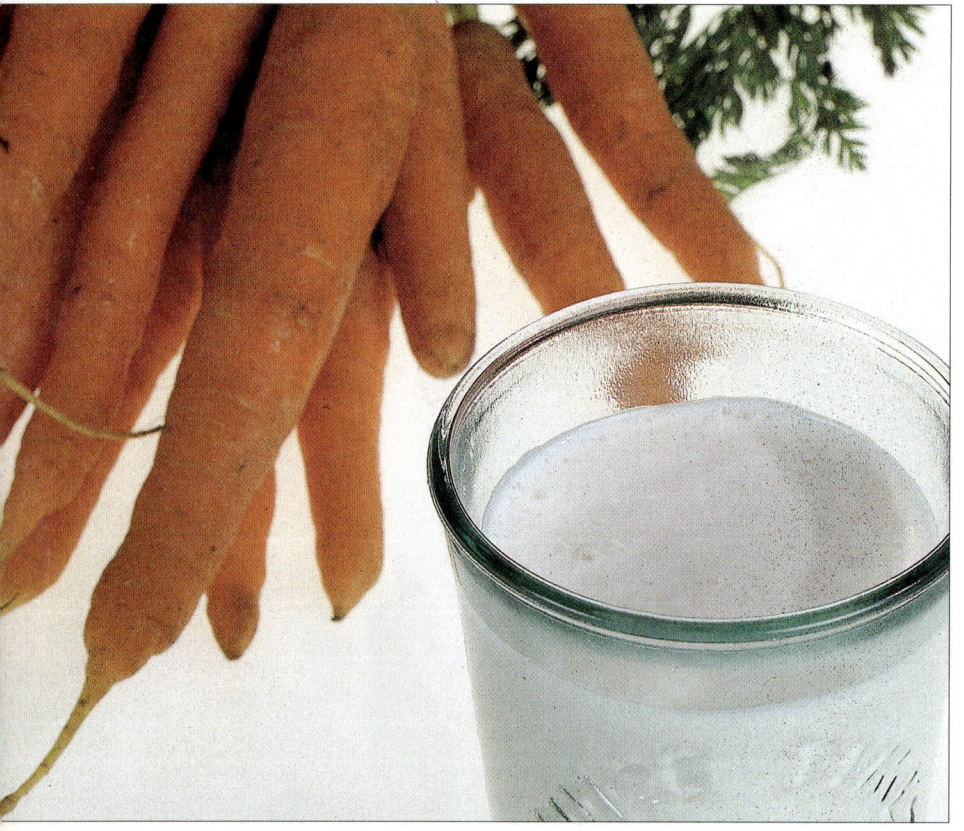

Pro Portion: 105 kcal, 450 kJ, 4 g EW, 1 g F, 20 g KH, 111 mg Ca

Tomatendrink

2 Portionen:

300 ml	*Buttermilch*
150 ml	*Tomatensaft (Dose)*
	Pfeffer, Salz

● Die Buttermilch und den Tomatensaft mixen und mit Pfeffer und
Salz würzen.

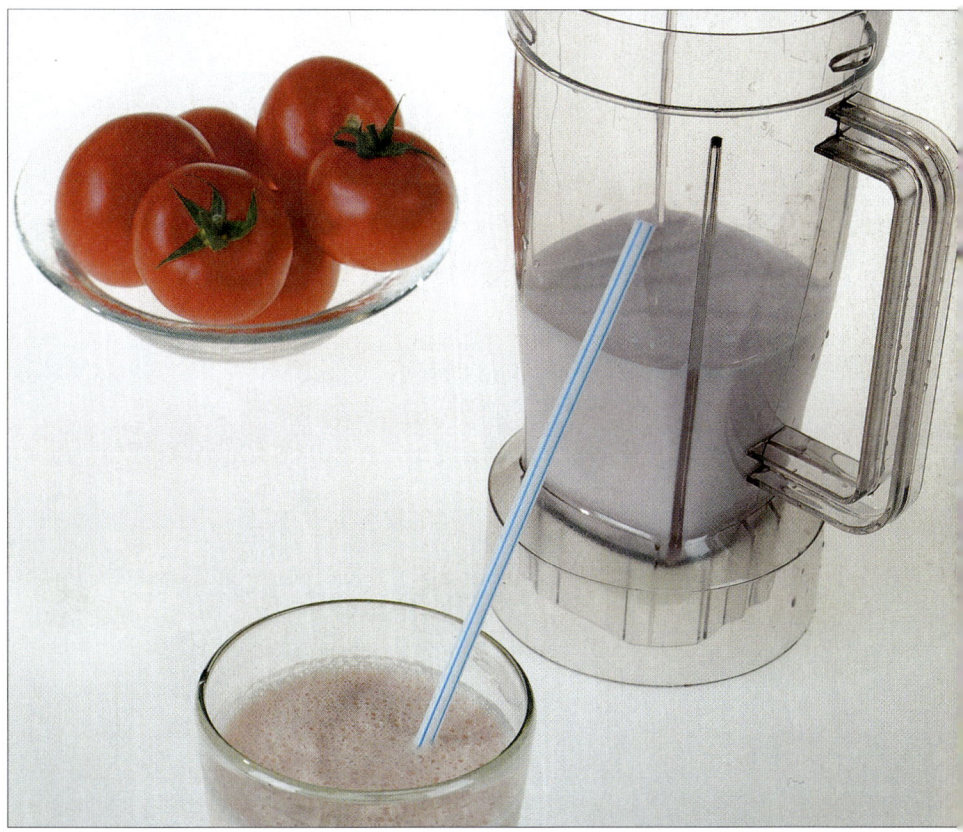

Pro Portion: 70 kcal, 290 kJ, 6 g EW, 1 g F, 8 g KH, 176 mg Ca

Nektarinenkefir

2 Portionen:

1	*vollreife Nektarine (125 g)*
1	*Grapefruit (120 g)*
1 Prise	*abgeriebene Zitronenschale*
1 EL	*Zucker (10 g)*
250 g	*kalter Kefir, 1,5 % F.*
1 EL	*Zitronensaft (15 ml)*
	bunter Hagelzucker zum Garnieren

● Die Nektarine gut waschen, entsteinen, kleinschneiden und in den Mixer geben.

● Die Grapefruit halbieren, auspressen und den Saft zusammen mit der Zitronenschale und dem Zucker ebenfalls in den Mixer geben.

● Die Flüssigkeiten kräftig durchmixen, den Kefir dazugießen und alles verquirlen.

● Den Zitronensaft und den Hagelzucker jeweils in ein Schälchen geben. Zwei Gläser mit dem Glasrand zunächst in den Saft und dann in den Zucker tauchen.

● Die Garnierung gut antrocknen lassen. Zum Schluß den Drink vorsichtig in die Gläser füllen.

Pro Portion: 125 kcal, 530 kJ, 6 g EW, 2 g F, 20 g KH, 166 mg Ca

Kräuterdrink

2 Portionen:

¹/₂ Becher	Buttermilch (250 ml)
100 ml	Möhrensaft
4 EL	Tomatenketchup (60 g)
2 EL	Zitronensaft (30 ml)
2 EL	gehackter Dill (10 g)
	weißer Pfeffer, Selleriesalz
etwas	Tabasco
	Dillzweige zum Garnieren

● Die Buttermilch, den Möhrensaft, den Ketchup, den Zitronensaft und den Dill in den Mixer geben und gut verquirlen. Den Drink mit den Gewürzen pikant abschmecken und mit den Dillzweigen garnieren.

Pro Portion: 90 kcal, 390 kJ, 5 g EW, 1 g F, 15 g KH, 159 mg Ca

Vitaminmix

2 Portionen:

350 g	Kefir, 1,5 % F.
6 EL	gemischte Gartenkräuter (40 g; Schnittlauch, Zitronenmelisse, Kerbel, Dill, Petersilie)
5 TL	Zitronensaft (25 ml)
	Pfeffer, Knoblauchsalz, Zucker
1 EL	geriebene Haselnüsse (10 g)

● Den Kefir gut mit den gehackten Kräutern und dem Zitronensaft verrühren. Mit Pfeffer, Knoblauchsalz und Zucker abschmecken.

● Den Rand der Trinkgläser anfeuchten und in die geriebenen Nüsse tauchen. Dann den Drink vorsichtig einfüllen.

Pro Portion: 120 kcal, 490 kJ, 7 g EW, 6 g F, 8 g KH, 248 mg Ca

Register